TAMANHO É DOCUMENTO?

DR. RAFAEL SIQUEIRA

TAMANHO É DOCUMENTO?

Tudo que você sempre quis saber sobre seu pênis, mas tinha medo de perguntar

© 2025 - Rafael Siqueira
Direitos em língua portuguesa para o Brasil:
Matrix Editora
www.matrixeditora.com.br
🅕/MatrixEditora | 🅧/@matrixeditora | 🅞/matrixeditora | 🅙/matrixeditora

Diretor editorial
Paulo Tadeu

Edição
Joaci Pereira Furtado

Ilustrações
Leonardo de Sá

Capa, projeto gráfico e diagramação
Marcelo Córreia

Revisão
Adriana Wrege
Silvia Parollo

CIP-BRASIL - CATALOGAÇÃO NA PUBLICAÇÃO
SINDICATO NACIONAL DOS EDITORES DE LIVROS, RJ

Siqueira, Rafael
Tamanho é documento? / Rafael Siqueira. - 1. ed. - São Paulo: Matrix, 2025.
128 p.; 23 cm.

ISBN 978-65-5616-580-6

1. Anatomia humana. 2. Homens - Anatomia. I. Título.

25-97714.0   CDD: 611.9
               CDU: 611-055.1

Gabriela Faray Ferreira Lopes - Bibliotecária - CRB-7/6643

Sumário

E aí, cara? 9

Capítulo 1
Era uma vez um passarinho... 13

Capítulo 2
Bom de cama: o mito da performance 21

Capítulo 3
Libido: homem também tem, viu? 25

Capítulo 4
Desculpem a nossa falha: como os homens funcionam 35

Capítulo 5
O terror da brochada: disfunção erétil 39

Capítulo 6
Merenda antes do recreio: a ejaculação precoce 47

Capítulo 7
Tamanho é documento? O mito do pau grande 53

Capítulo 8
Ovo virado: sim, é sobre testículo 71

Capítulo 9
Sexo anal 73

Capítulo 10
Papo só de homem? As mulheres e a urologia 75

Capítulo 11
Tá tudo azul? Não é só câncer de próstata... 79

Capítulo 12
E aí, agora posso falar de câncer? 89

Capítulo 13
Todas as cores do arco-íris: falando de diversidade sexual 95

Capítulo 14
No meio do caminho tinha uma pedra: cálculo renal 97

Capítulo 15
Fertilidade: quando ginecos e uros se juntam 101

Capítulo 16
Andropausa: estão tentando enganar você 109

Capítulo 17
Quando o bicho pega: doenças sexualmente transmissíveis 111

Capítulo 18
Tocando naquele assunto: vergonha de ir ao urologista 119

Capítulo 19
Todas as cabeças pensam: urologia e filosofia 123

Referências bibliográficas 128

Para Claudia

E aí, cara?

Um livro só sobre pinto. Quem diria? E não é um livro pornô, mas de urologia. Não, não é para médicos especialistas. É pra você mesmo, que está lendo estas palavras agora, e que é um provável paciente que vai procurar o médico toda vez que seu pau não levantar ou quando aparecerem manchas ou verrugas estranhas nele.

Para falar a verdade, não é exatamente um livro sobre pinto – "falocêntrico", para usar uma palavra chique que quer dizer "o pau no centro". É que as pessoas confundem urologia com alguma ciência do pinto. Urologia é muito mais abrangente que isso. Todos se surpreendem quando veem uma mulher na recepção de um consultório de urologia, mas isso acontece – e muito! Você vai descobrir esse imenso mundo que é a urologia. Então, beleza, vou falar sobre pinto com alguma frequência, mas também de tudo que a urologia abrange. E que pode ser tão legal ou curioso quanto falar apenas do dito-cujo.

Olha, vou começar com uma observação, quase uma reclamação. Não pense que é fácil ser urologista. Ninguém entra no curso de medicina pensando nessa especialização. Pelo contrário, quem se atreve a anunciar interesse por ela é alvo de piadinhas, vira motivo de chacota.

A gente só decide ser urologista aos 45 minutos do segundo tempo. Exige formação em cirurgia, entende? Como é o caso da proctologia, da angiologia e da cirurgia plástica, por exemplo. Nosso primeiro contato com a urologia é num período da faculdade que se chama "internato", quando percorremos todas as especialidades, de uma forma superficial. Mas a gente vai começar a entender mesmo o que é urologia durante a residência em cirurgia geral, que é o período dos estudos que todos os especialistas fazem antes de se tornar cirurgiões plásticos, urologistas, proctologistas... A residência, enfim, é uma espécie de pós-graduação, um curso longo que você faz depois de se formar em medicina. Quando, digamos, você entra de cabeça nessa, descobre um oceano de possibilidades. E, no fundo, todas elas estão ligadas à qualidade de vida do homem (entendido aqui como o sexo masculino) e de mulheres também, já que, além da parte sexual masculina, os urologistas cuidam do sistema urinário tanto de homens quanto de mulheres. E nada pior do que uma infecção urinária de repetição ou uma incontinência urinária, bem mais comuns no universo feminino.

Pois é, sou um médico que lida diretamente com o pênis. E ele, muitas vezes, é uma barreira que exige bastante cuidado ao ser atravessada, porque os órgãos genitais são cercados de valores, interdições, normas, prescrições, costumes, tradições, conceitos, teorias, histórias, preconceitos criados culturalmente. A história é longa e não cabe aqui. O importante é destacar que, por causa de tudo isso, quando um paciente entra no meu consultório, ele não tem "apenas" um problema no pênis, como veremos.

Minha vida examinando e operando pintos começou em 2011, quando entrei na residência, no Hospital Federal dos Servidores do Estado, no Rio de Janeiro. Eu me formei lá em 2013 como urologista. Mas minha estreia na carreira de comunicador, falando de pênis para o grande público, se deu em 2022, quando abri uma conta no Instagram para falar sobre vasectomia, que era uma cirurgia que eu estava fazendo bastante. Só que comecei também a responder às perguntas que me chegavam nas caixinhas do Instagram, enviadas pelo público, com dúvidas as mais variadas sobre o pinto e suas adjacências. Meu canal cresceu e comecei a falar em outros lugares, ganhando uma visibilidade que eu não esperava. Até que surgiu a ideia de escrever este livro, reunindo alguns papos que mantive com os internautas no Instagram, e juntando outros tantos, a partir da minha experiência e dos meus estudos fundamentados nas ciências médicas.

Com o tempo fui me convencendo daquilo que eu disse no começo: falar de pinto é falar também de qualidade de vida. Porque o pau, caralho, cacete, pênis – seja lá que nome você dá ao seu – não está separado do resto do corpo e, portanto, da sua existência. Pelo contrário, ele ocupa um lugar central nela, embora viva escondidinho. Afinal, a genitália – feminina ou masculina –, embora não seja exclusiva, é decisiva quando o assunto é sexo. E sexo é sempre um assunto decisivo, não é?

A ideia aqui não é treinar super-homens, mas homens tranquilos com o próprio pênis. Sabe aquela fissura com o tamanho do pau, sempre comparando o seu com o do amigo? Ou quantas vezes você deve transar com sua esposa, namorada, ficante ou parceria sexual? O que é "normal" quando se trata de genitália masculina? Pois é, aqui a gente vai tratar de desencanar de mitos como esses, que só geram insegurança ou são sintoma dela.

Minha ideia aqui é deixar você tranquilo. Tudo num papo reto, de cara pra cara, bem descontraído. Mas bem fundamentado. Aqui tudo é ciência, que pode estar ao alcance de qualquer pessoa, numa conversa divertida, bem-humorada, que aproxima e acolhe – como é próprio da amizade. E como é próprio da minha personalidade. Não poderia ser de outra forma. O tom professoral, com aquela fala que só impõe distância, nunca foi a minha pegada. Gosto que meus pacientes me entendam. Bom, isso é fundamental, não é? Não tenho respostas pra tudo, mas as que tenho precisam ser bem compreendidas, em português bem claro, bem coloquial mesmo. Por isso, não estranhe se sua sensação é a de que está conversando com um amigo. Essa é a ideia.

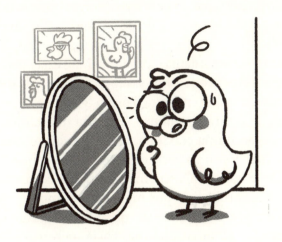

Capítulo 1

Era uma vez um passarinho...

A relação com o nosso próprio pinto, desde muito cedo, ao mesmo tempo que é extremamente próxima e íntima, é cercada de mistérios e dúvidas. Ainda na infância a gente vive agarrado nele, apesar de nossas mães nos mandarem parar com isso. Bom, talvez elas não entendam quanto ele é importante pra nós. Ao longo da vida, porém, muitas vezes o pau foi ou é critério para saber se somos "normais", seja lá o que isso significa. Conscientemente ou não, ele está presente em muitas de nossas ações, medos, angústias e, claro, prazeres. Não é à toa que a moral e as diversas religiões, há milênios, tentam controlá-lo de alguma maneira.

O fato é que, quando fui me especializar em urologia, descobri que o pênis é o principal órgão do corpo masculino. A princípio, eu nem pensava em fazer urologia. Mas depois aprendi que, se uma mancha aparece no seu braço, você não procura o médico. Se, porém, essa mancha aparece no seu pinto, mesmo que ela esteja só na sua imaginação, é o fim do mundo! Entendeu agora a importância que se atribui a ele?

O pinto é tão precioso que, embora seja um órgão externo, fica bem guardado entre as pernas. Ali ele está protegido de ataques, seja de animais selvagens, como na Pré-História, seja de agressões nos tempos atuais. Não é por acaso. Afinal, ele guarda ali nosso sistema reprodutor. Mais exatamente, ele preserva a metade indispensável para que a vida se reproduza, quando o espermatozoide (produzido pelos testículos) encontra o óvulo (gerado pelo ovário).

Acontece que muitos homens – eu diria quase todos – escondem esse precioso órgão numa caixinha, longe dos olhos que não sejam de sua parceria sexual. Por uma série de razões que veremos ao longo deste livro, os homens evitam o médico, mais exatamente o urologista, que por sua vez pode evitar problemas por meio da prevenção – que, na maioria esmagadora dos casos, é fácil e barata, quando não gratuita. Este primeiro capítulo começa por algumas questões bastante recorrentes, que muitos têm na cabeça (na de cima, claro), mas não têm coragem de falar.

O pau não funciona: causa ou consequência?

O sujeito chega pra mim no consultório e vai logo dizendo: "Doutor, meu pau não funciona". A cara dele é uma mistura de tristeza e desespero, que conheço bem. E aí ele continua: "E se não funcionou uma vez, será que vai falhar de novo? Será que estou doente?".

A resposta não é fácil.

Vamos começar pelas diferenças entre homem e mulher. O órgão genital feminino é muito mais simples que o do homem – refiro-me especificamente à genitália, porque sabemos quanto o corpo da mulher é complexo. Ela vai se excitando à medida que a relação acontece. Já o homem, pra fazer sexo com penetração, precisa da ereção. Mas esse mecanismo é extremamente contraditório, pois o pau tem que estar duro pra poder penetrar – e ele só endurece se você sentir vontade, desejo, tesão. Sem ele, nem reza brava faz levantar seu pinto. E o tesão vem de onde? Ele não nasce na jabuticabeira nem tem como beber na água.

É claro que as preliminares sempre ajudam e fazem parte do clima de excitação. Às vezes, porém, elas não funcionam, porque falta algo antes: desejo, vontade, tesão por aquela pessoa, por aquela situação, até por aquela vida que se leva. Se um não está no clima, dois não transam – ou pelo menos não transam gostoso. Para uma transa acontecer e ser prazerosa, os dois têm que desejá-la. Mas há um porém: uma infinidade de fatores psicológicos ou emocionais pode dificultar ou impedir a ereção masculina (ou a excitação feminina): medo, insegurança, excesso de expectativas, repressão sexual, problemas financeiros ou no trabalho... Tudo isso pode ir pra cama junto com a gente. Ou então há algum problema, digamos, "mecânico", aquilo que em medicina chamamos de "disfunção erétil orgânica" – quer dizer, algo no funcionamento do corpo está impedindo que o pau fique duro, mesmo que você sinta vontade de fazer sexo.

A disfunção erétil não é causa, é consequência. Ela é o sintoma que indica que alguma coisa com o corpo ou a mente – ou com os dois – não está bem. Mais ou menos como a febre, entende? Quando nossa temperatura corporal sobe acima do normal é porque temos alguma infecção, por exemplo. A febre não é a causa dela, mas um sintoma, um sinal que o corpo está enviando. A brochada também é um recado: alguma coisa não está bem. Será que é um problema dos vasos sanguíneos que irrigam o pau? Pode ser. Ou será uma pane nos nervos responsáveis pela ereção, muito comum em quem remove a próstata? Pode ser também. Pode ser, ainda, algum problema emocional, como mencionei antes? Também pode. Uma diminuição dos níveis de testosterona (aquele hormônio que está muito na moda e certos médicos fazem atrocidades para aumentá-lo sem indicação)? Até pode, mas bem menos do que se diz por aí. O importante é você entender que a disfunção erétil é sintoma, e não causa. O pau não é independente do corpo: ele faz parte de um todo que precisa ser considerado.

É muito comum o paciente colocar a culpa toda no pênis, como se ele fosse o grande responsável por seu fracasso na cama, mas o sujeito não presta atenção aos sinais que estão sendo enviados inclusive pelo próprio pau – se ele não endurece, a "culpa" não é dele. O cara de um metro e oitenta que chega ao meu consultório pesando duzentos quilos, queixando-se de que o pau não funciona, já tem uma porção de problemas. Porque a obesidade está interferindo em outros aspectos da vida dele – sono, disposição, hipertensão, diabetes, má respiração... Só que a disfunção erétil o afeta e também a pessoa com quem ele transa. Aí – e muitas vezes só aí – ele procura o urologista para resolver o problema da brochada. E descobre que, se não emagrecer, o pau não vai levantar mesmo. Se tem uma coisa que apavora o cara, não é a hemoglobina glicada ou o triglicerídeo. É o pau que não levanta. Nada mais objetivo, prático e atemorizante que um pau que não sobe – ou sobe mal.

E a "culpa" não é só da obesidade: pode ser diabetes descontrolado (independentemente de estar ou não acima do peso), sedentarismo (isso mesmo, não fazer nenhuma atividade física pode deixar seu pau mole), insulina aumentada, alguma inflamação intestinal, noites maldormidas, alimentação ruim, hidratação (quase não bebe água). Se é sedentário, pernas e braços estão fracos: o cara não consegue agachar, pular, correr, segurar, levantar, empurrar, sustentar. Como ele pode ter boa performance na cama assim? O cérebro também vai nessa: falta oxigenação porque o corpo se mexe pouco, ou sobra estresse oxidativo – e outros termos mais médicos que dizem basicamente que você está ficando doente. Noites maldormidas prejudicam a concentração e a disposição. E quem está sonolento, vamos combinar, não estará animado para o sexo.

Então, se você tem brochado ultimamente, considere a vida que está levando. Muito provavelmente é ela, como um todo, que não está bem. Se é para deixar uma primeira dica aqui, é a seguinte: a brochada é um sinal muito objetivo de que as coisas não andam bem. Podemos ser seduzidos pela ideia simplista de que basta resolver o problema da ereção para tudo ficar ótimo. Não pode haver maior engano! Se o pinto não vai bem é porque a vida não vai bem em vários aspectos, se não em todos. E o tratamento passa necessariamente por mudanças de hábitos, do jeito de viver.

Antes de sair por aí, desesperado atrás de conseguir uma ereção a todo custo, olhe para a sua própria vida e perceba se seu estilo é saudável, se a maneira como a leva é realmente benéfica pra você. Alguém que faz atividade física regularmente tem mais libido, tem a sexualidade mais saudável, mais disposição pra transar, gosta mais de si mesmo e, portanto, pode ter mais tesão. Quando você está todo descompensado, não sente tesão porque não sente vontade de viver. Agora, se você se hidrata, dorme bem, alimenta-se com equilíbrio, caminha ou pratica algum esporte regularmente, relaciona-se melhor com as pessoas à sua volta, tudo isso tornará sua vida sexual mais feliz, porque torna a sua vida como um todo igualmente mais feliz, mais completa, mais plena. A vida sexual se relaciona com outras dimensões da nossa existência: a alimentação, a hidratação, o exercício físico, o sono, o equilíbrio financeiro, nossas relações com as pessoas. Sim, senhor, o pau e a ereção estão ligados a isso tudo.

A frequência ideal para o sexo

Entre os homens é comum comparar a frequência das relações sexuais, o tamanho do pinto, a renda ou o patrimônio, as conquistas profissionais, os medos e as inseguranças. Mas, no que se refere ao sexo, a dúvida é sempre em torno da frequência dele. Quantas vezes, em média, devo fazer sexo para ser considerado uma pessoa "normal"? Muita gente tem esse dilema na cabeça, quando se trata de vida sexual. As comparações são meio que inevitáveis, quando pensamos no modo como o sexo está presente em nosso cotidiano. Nenhum problema nessa comparação, desde que ela não vire uma neura.

Uma piada conta que, numa palestra, um urologista perguntou para a plateia qual era a frequência de suas relações sexuais: "Quem transa uma vez por dia?" – uma parte levantou a mão; "Quantos fazem três vezes por semana?" – outra parte ergueu a mão; "Quem aí transa uma vez por semana?" – mais uma fração de espectadores se manifestou; "E quem faz sexo uma vez por ano?" – um sujeito, todo empolgado, levantou a mão, gritando: "Eu! Eu! Eu!". O palestrante, surpreso com tanta animação, quis saber: "Por que você está tão animado?" – "É porque é hoje!", respondeu o homem. Moral da história: mesmo que o cara tenha uma frequência abaixo da média ou daquilo que é comum entre seu círculo de amigos, se ele está satisfeito, tá tudo certo. A satisfação dele – e de sua parceria, claro – é o que importa. Quer dizer, não existe um número exato de relações sexuais para que você seja considerado um "cara normal".

Claro que às vezes a gente faz sexo sem querer. Não estou me referindo à relação forçada, pois aí é estupro. Estou falando daquele sexo que fazemos sem muita vontade, sem muito tesão ou com pouca disposição, entende? A vida é assim. Nem sempre fazemos somente o que gostamos ou quando queremos. Pode ser que a demanda de sua parceria não coincida com a sua naquele momento. Mas você comparece, porque, afinal, é a pessoa que você gosta, que você quer ver feliz, bem, satisfeita, contente. Então, mesmo sem muita inspiração, você faz esse "sacrifício". Além disso, é importante "mostrar" para o próprio corpo a experiência do sexo, ensiná-lo a gostar de transar. O prazer também é um aprendizado. E é preciso condicionar o corpo para ele. Trazer a libido à tona. A masturbação pode ter um papel educativo nesse sentido. Porque assim o cara "mostra" para seu corpo a vontade de ter ereção, de sentir tesão, de colocar a libido em dia. Claro que o estímulo à masturbação não é substituição do jogo pelo treino, porque isso, em vez de ajudar, só piora a situação. Tem gente que se masturba por todo tipo de sentimento: está com tédio, se masturba, está feliz, se masturba, está triste, se masturba. Isso também não faz sentido nenhum, e logo você estará afastando as pessoas do seu círculo de convívio, já que a masturbação não envolve nenhum tipo de carga emocional, nenhum laço afetivo, e é, digamos, "prático" demais. Então, logo você substitui toda a dor e a delícia da complexidade das relações interpessoais por uma punheta, uma pizza de calabresa e uma Coca zero.

Diferenças entre o sexo de quarta-feira e o de sábado

Assim como os problemas de ereção têm um contexto, as relações sexuais também têm. Não dá para separar a transa de suas circunstâncias. Uma coisa é fazer sexo com uma pessoa que você não conhece, um sexo casual, ou mesmo a primeira transa de uma futura relação mais duradoura. Outra é aquela com quem você tem intimidade. Neste último caso, a facilidade para ter uma boa ereção é muito maior, por uma razão bem simples: você sabe o que ela quer, ela sabe o que você quer. Você não se sente na obrigação de demonstrar uma performance que normalmente não é a sua só para manter em alta a expectativa da sua parceria (ou, quem sabe, a sua própria expectativa). No contexto da intimidade, a troca pode fluir muito melhor do que numa situação em que os dois são completos desconhecidos um do outro. Quem não se lembra daquele primeiro encontro na cama que foi um desastre?

Então, o contexto de uma transa na noite de quarta-feira, em plena semana de trabalho, não é a mesma coisa do sexo descontraído, sem pressa e sem pressão, que acontece num tranquilo fim de tarde de sábado. O sexo de quarta é rápido, quase protocolar, atravessado pela preocupação de se levantar cedo no dia seguinte. O de sábado é com tempo e capricho, aproveitado em cada momento, desde as preliminares, depois de um vinho, de uma conversa. Pode inclusive ser mais elaborado, introduzindo acessórios que ampliem o tesão e deem vazão às fantasias – o que nem sempre é possível no sexo feito às pressas. Há também uma preocupação maior com o prazer da sua parceria, e não só com o seu. Afinal, o prazer dela também faz parte do seu prazer.

Claro que "quarta à noite" e "sábado à tarde" são apenas metáforas para os momentos diferentes do nosso cotidiano. Podemos ter um sábado atribulado, com a casa cheia de parentes e amigos. Passei dois anos dando plantão no domingo. Por uns tempos, o sábado à noite perdeu todo o encanto. Mas tem quarta-feira que cai em véspera de feriadão. O que quero enfatizar é que há contextos diferentes para performances sexuais diferentes. Quer dizer, é preciso ter condições para alcançar aquele sexo gostoso que você deseja.

Então, meu amigo, se você brochou alguma vez, essa brochada não deve ser tomada como "o novo normal". É preciso entender o contexto em que ela se deu. Foi com alguém que você acabou de conhecer? Numa rapidinha? Durante a semana? Lembre-se, por exemplo, da situação de pais que têm filhos em casa. A presença deles é um fator de inibição para o casal, não é? O sexo é feito sempre com a tensão do risco de os filhos entrarem no quarto ou ouvirem os gemidos de prazer dos pais (quem nunca morreu de medo disso que atire a primeira pedra). Outra coisa é o sexo feito pelo casal quando os filhos estão na casa dos avós. Ou num motel, sem medo de os gemidos e outros sons serem ouvidos pelo vizinho. Afinal, é um motel.

Entenda que o sexo protocolar, aquele de "quarta à noite", rapidinho, sempre pode surpreender. E aí é onde mora o segredo dos casais! Às vezes ele vai reforçar o laço entre os dois, apertado ainda mais com uma mensagem no outro dia dizendo que "foi bom ontem, hein?". Vai ser a fagulha que você precisava. Tanto na manutenção do casamento, no longo prazo, quanto no aumento do prazer no sexo do sábado à noite. E a falta do protocolar provoca aquele resfriamento afetivo que, se você deixar, vai apagando aos poucos o fogo da paixão de antes. Então, viva o sexo protocolar!

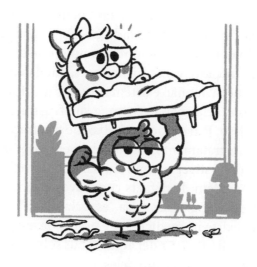

Capítulo 2

Bom de cama: o mito da performance

Hoje há uma pressão enorme para ter bom desempenho. Seja no trabalho, em casa, nas relações sociais... Com o sexo não é diferente. Se você é um cara obcecado com a performance sexual, com certeza está descuidando de outros aspectos que fazem de você um homem "bom de cama". Essa habilidade, digamos, não se resume a colecionar parcerias em sua vida sexual, a impressioná-las pelo número de vezes que você consegue "gozar sem tirar" e pelo tamanho do seu pau. A performance na cama não se separa de outras performances na vida.

Não adianta terceirizar para as pílulas a qualidade do seu desempenho sexual. Não se adquire mais testosterona, por exemplo – e como se isso bastasse –, apenas com injeções de hormônio. Além de proibidas, elas simplesmente não fazem sentido. A testosterona não é suficiente nem para os atletas de alta performance, como esses que a gente vê nas Olimpíadas. Eles precisam de ajuda em diversas frentes, além daquelas que são restritas às modalidades que praticam. Por isso contam com psicólogos, fisioterapeutas, nutricionistas, médicos, gerentes da carreira e patrocinadores. Se você fica focado só no desempenho na cama, descuidando-se do complexo conjunto daquilo que chamamos de vida, seu destino já está traçado: vai se tornar presa fácil de soluções mágicas vendidas pela internet. Mas não existem soluções mágicas quando se trata de viver a vida. Como elas não existem, a sua frustração será inevitável quando constatar isso. E aí é ladeira abaixo, de frustração em frustração.

Então fica a lição: tratamento hormonal, só em casos muito específicos, quando a testosterona estiver mesmo em baixa, com reflexos inclusive no desempenho sexual, além de déficits cognitivos e motores. Não caia na história da "hormonologia". Essa falsa "especialidade", além de perigosa, simplesmente não existe na medicina, e é praticada em geral por médicos recém-formados que tentam vender aquelas tais soluções mágicas. Sempre há compradores. Não seja você um deles.

Não basta checar, pelos exames, qual é o nível de testosterona que você tem. É preciso verificar os hormônios gerados a partir do sistema nervoso central, da hipófise, que são aqueles que estimulam os testículos a produzirem-na – os famosos hormônio luteinizante (LH) e hormônio folículo-estimulante (FSH). Se a testosterona estiver um pouco abaixo do ideal, mas com níveis aumentados de hormônios precursores, é o caso de terapia de reposição, porque seus testículos não estão entregando o pedido, entende? Quer dizer, os hormônios precursores, que estimulam a entrega de testosterona, não encontram resposta suficiente dos seus fornecedores – os testículos.

Há, porém, outras causas para a baixa desse hormônio, mas que não têm a ver com a produção dele. Quando se trata de hormônios, não importa matar um leão por dia. O importante é se desviar das antas. E sobram antas para diminuir a testosterona. Antes de tudo, você tem que pensar na sua saúde como um todo, antes de fazer reposição. Porque, depois que ela começa, não tem caminho de volta, inclusive porque ela não vai recuperar os níveis de antes.

Há uma disfunção chamada hipogonadismo funcional, causada por um ambiente caótico, com elevado nível de cortisol, que é o hormônio do estresse alto. Isso faz com que a quantidade de testosterona caia, e acontece quando você adoece ou enfrenta problemas sérios no trabalho ou na vida pessoal.

A maior inimiga da testosterona, porém, é a obesidade, que converte o hormônio masculino em feminino. Ou seja, você a produz direitinho, mas ela se converte em estrogênio – principal hormônio feminino. É aí que mora o perigo. Muitos obesos, em vez de mudar o estilo de vida e de emagrecer, procuram charlatões que farão a tal da reposição hormonal, deixando de combater a causa principal da queda da testosterona. Com um agravante: a presença exagerada dela no corpo aumenta a obesidade, gerando algumas características físicas, como, por exemplo, a ginecomastia, que é o aumento das glândulas mamárias. Forma-se, então, um círculo vicioso. É como apagar um incêndio usando gasolina, entende?

Moral da história: não compartimentalize seu corpo como se ele fosse uma cômoda cheia de gavetinhas, em que tudo está bem separado – a gavetinha do sexo, a gavetinha da saúde física, a gavetinha da saúde mental, a gavetinha nutricional, a gavetinha da relação amorosa, a gavetinha financeira... Não, nosso corpo não é uma cômoda cheia de gavetas. Ele está mais para um caleidoscópio – já viu um? Vale a pena! É um brinquedo muito bonito. Em geral, é um tubo cheio de pedrinhas coloridas. O tubo é internamente forrado de espelhos e tem um orifício por onde você pode olhar o que está rolando lá dentro. À medida que você mexe o tubo, as pedrinhas vão se misturando e o reflexo nos espelhos forma desenhos completamente diferentes um do outro. Mas são sempre as mesmas pedrinhas e os mesmos espelhos.

Se você quer evitar os charlatões que vendem o elixir da eterna testosterona, opte pela solução mais segura, barata e saudável: atividade física. Não tem segredo. Prefira particularmente os exercícios com as pernas, que têm relação direta com o aumento da produção da testosterona e do hormônio do crescimento – o GH, sigla em inglês para *growth hormone*. Quer aumentar a testosterona? Então vá comer direito e malhar as pernas!

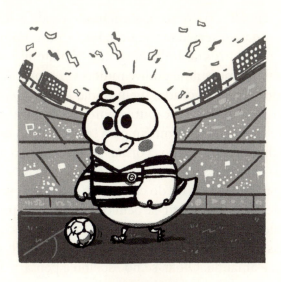

Capítulo 3

Libido: homem também tem, viu?

A dificuldade de melhorar a baixa de libido começa com a dificuldade de determinar o que é libido. Se você pesquisar na internet, vai encontrar um conceito vago (porque é vago mesmo), dizendo que é "a procura instintiva do prazer sexual". E aí o negócio fica ainda mais confuso. "Procura instintiva" seria algo espontâneo? A gente está ali, esperando o ônibus, e do nada fica com tesão, sem nenhum fator que o desencadeie? O tesão, quando falamos de um casal, não se refere à libido? Não tem nada a ver com alguém que a gente conheceu na balada, ou com alguma situação específica, como um filme pornográfico? Veja a dificuldade de definir o que significa libido. Na internet existe, além dessa definição vaga, apenas a conceituação criada por Freud, cuja teoria fala em (pra confundir ainda mais) "energia que está na base das transformações da pulsão sexual".

Libido, portanto, não é algo simples. Para usar uma palavra complicada, ela é multifatorial. E não é por você ser homem que sua libido é insaciável ou está sempre em alta. Há o mito, alimentado desde a adolescência, de que nada abala o desejo sexual masculino. Pois é puro mito mesmo. Meu consultório – e o de outros tantos urologistas – é o túmulo onde essa lenda é enterrada. A libido masculina pode e muitas vezes precisa ser instigada, provocada, renovada, revigorada, melhorada. E o primeiro ponto a ser trabalhado é, como eu disse no capítulo anterior, a questão física, não só para se manter saudável, mas também para se encarar no espelho e gostar do que vê, se achar bonito pelado. Tornar-se desejável é o primeiro passo para ter a libido em dia. Claro que não se trata de copiar modelos, querer ficar igual aos galãs de novela ou do cinema ou aos atletas das Olimpíadas, mas de gostar de si mesmo, sentir-se bem consigo, com o próprio corpo. E não se trata de ficar procurando o impossível, fazendo loucuras pra chegar até lá. Nada disso. Trata-se de se ver evolutivamente melhor, melhor que ontem e pior que amanhã. Olhar-se no espelho e pensar: "Rapaz, até que eu tô ajeitadinho, hein?".

Para entender a queda da sua libido, portanto, é preciso encarar o que há de errado em sua relação com a sua parceria ou no seu estado de saúde, pois esses fatores podem inibir seu desejo sexual, seu tesão. É comum também, no caso da ejaculação precoce, que os homens percam a libido justamente porque sabem que gozarão muito rápido, de tal modo que não terão e não proporcionarão prazer. O cérebro, entre suas várias funções, bloqueia as frustrações. Então, se existe alguma frustração em relação ao sexo, seja o desconforto com o próprio corpo, seja a ejaculação muito rápida, o cérebro bloqueia aquele tesão exatamente para tentar proteger você de uma frustração. Ele tenta proteger, mas acaba por prejudicá-lo, porque você não entende o recado.

E como resolver o problema de baixa na libido diante das frustrações? "Ensinando" ao seu corpo que você quer ter prazer e vida sexual. É preciso "treiná-lo" para o prazer, como eu já disse, e quero reforçar aqui – mesmo que você se frustre ou tenha dificuldades as mais variadas. Quer dizer, é preciso dar uma ajudinha.

Outra coisa importante é entender que a gente muda. Nossos prazeres mudam. Nossa reação diante de algum estímulo muda. Já percebeu que criança não anda? Criança corre! Corre de um lado pro outro, se joga no chão, pula, rola. Você, adulto, faz isso? Aposto que não. Do mesmo jeito, nossa libido muda conforme a idade. Quando somos adolescentes, ela transborda. Aquilo não cabe dentro de nós, e somos envoltos num mar libidinal. Às vezes é até difícil distinguir o que nos provoca; parece que tudo nos excita. Quando envelhecemos, a libido é mais sutil, mais delicada, depende de outros fatores, como admiração, intimidade, afinidade, ambiente, estímulos visuais, táteis, auditivos e olfativos. As variações são enormes. Então, provoque sua libido!

Pornografia: é bom até ficar ruim

Entre a pornografia e o sexo há uma relação de amor e ódio. Em nossa cultura, muito cedo os meninos são estimulados à excitação sexual pela visão. Nos tempos das revistas impressas, eram famosas as revistas eróticas ou pornográficas estocadas em fundos de guarda-roupa, debaixo de colchões ou em outros lugares menos óbvios, destinadas a excitar o prazer secreto – e muitas vezes culpado – da masturbação. Agora são os sites de sexo, com possibilidades infinitas, e em grande parte gratuitos, de acessar fotos e vídeos de "conteúdo adulto". Existem inclusive aqueles que permitem sexo virtual. São bilhões de acessos diários. Não por acaso, a indústria da pornografia é uma das mais rentáveis do mundo. O domínio sex.com, na internet, é o mais caro de todos – vale milhões de dólares.

E, se estamos falando de pornografia, naturalmente temos que falar sobre masturbação. Nenhum problema com a masturbação em si, chamada também de onanismo. Ninguém vai achar estranho ou pouco natural que adolescentes em fase de descobertas e autoconhecimento usem a masturbação para entender como eles mesmos funcionam. O mesmo vale para um adulto que sabe que aquilo não é o seu "porto seguro" ou uma necessidade irrefreável. Nenhum problema, portanto, desde que o onanismo não se torne uma compulsão. Tipo o sujeito ter que bater uma ou várias, inclusive no horário do expediente, porque simplesmente não consegue se segurar até a noite (isso é mais comum do que parece...). Então, algo que a princípio é bom pode se tornar ruim: uma obsessão, um vício incontrolável. É aí que a pornografia complica tudo, porque o estímulo sexual está sempre à mão. E a pornografia é ruim por três razões.

A primeira é que ela cria expectativas irreais sobre o sexo – como, por exemplo, uma transa que dure horas ininterruptas de prazer extremo, uma noite inteira de orgasmos múltiplos e sucessivos. O que um filme pornô mostra? Situações e cenários cinematográficos; homens – que são atores – com paus cinematográficos, selecionados exatamente pela característica anatômica, seja pelo tamanho do membro, seja por ser um campeão olímpico de ejaculação a distância; mulheres – que são atrizes – cinematográficas com orgasmos cinematográficos (e nem sempre verdadeiros). Só que 99,9% das pessoas não são cinematográficas, do mesmo jeito que 99,9% das pessoas não são atletas olímpicas ou campeãs de xadrez. Somos, em nossa imensa e esmagadora maioria, pessoas absolutamente comuns. E não há nada de mau nisso. Na verdade, pelo contrário. A tranquilidade de você não precisar treinar ou se abster de muita coisa para ser um atleta olímpico ou um atleta do sexo é até um alívio. O sexo, entre pessoas comuns como nós, pode ser muito gostoso mesmo com o simples arroz e feijão de cada dia. E não podemos esquecer que, enquanto nós fazemos sexo numa quarta-feira à noite, tendo que trabalhar na quinta de manhã, os atores e atrizes de filme pornô trabalham fazendo sexo. Então, para eles, é como se todo dia fosse sábado – ou tem que, no filme, parecer assim –, não existe a rapidinha protocolar pra aliviar (e manter a chama acesa). A expectativa que a pornografia gera é, portanto, ruim, quando confrontada com a nossa realidade. É preciso ter isso muito claro, quando recorremos a ela para nos excitar durante a masturbação. Aliás, sobre o pau enorme, é bom acabar logo com o mito: ele fica bem só no vídeo pornô mesmo, porque pode ser bastante incômodo para a pessoa que está sendo penetrada, e até mesmo para quem penetra. No filme, fica bonito aquela "pataca de piroca" pra fora (desculpe-me pelo meu francês...), mas a real, mesmo, é que sexo bom é aquele encaixadinho.

A segunda razão que torna a pornografia um problema é a escalada que ela pode provocar em sua vida. Hoje o acesso a conteúdo pornográfico é mais fácil e barato, por meio da internet. Antes dela, era bastante constrangedor, por exemplo, comprar a revista *Playboy* na banca – e depois deixá-la escondida em casa debaixo do colchão ou no fundo do guarda-roupa. A acessibilidade de agora pode propiciar o consumo compulsivo – compulsão, em geral, derivada de problemas de ordem afetiva e emocional. Isso sem contar o caso dos homens que descambam para a criminalidade, consumindo, por exemplo, pornografia infantil ou vídeos reais de violência sadomasoquista. Quer dizer, o cara se cansa de ver o sexo dito normal, entre duas pessoas, e sai procurando na internet filmes cada vez mais bizarros, chegando àqueles cuja produção, circulação e visualização são proibidas por lei. E, mesmo que não chegue a esse ponto, a frustração com sua parceria por ela não fazer as estripulias que você está se acostumando a ver nos vídeos já prejudica seu sexo e sua vida afetuosa (porque nem ela nem ninguém será capaz de entregar o que a sua expectativa procura). Então, se você já se encontra nessa fase, talvez seja a hora de se afastar da pornografia por um tempo e fazer uma higiene mental.

A terceira razão para os malefícios da pornografia é a busca – também compulsiva – do "filme pornô ideal". Os sites pornográficos têm, e foram implementando e melhorando, uma engenharia complexa para manter você preso naquela eterna "rolagem de feed". É a liberação de dopamina em seu estado mais puro. Você rola e rola, procurando pelo filme perfeito, que simplesmente não existe. Essa vontade é tão forte que o cara é capaz de passar horas por dia na frente de uma tela, se masturbando, comprometendo sua vida social e profissional. Muitas vezes, é preciso buscar ajuda profissional de um psicólogo, psicanalista ou psiquiatra para investigar e tratar as causas dessa compulsão. O que é ideal existe apenas na ideia. Nos sites pornôs as ofertas são infinitas, e sua lógica se parece com a de um cassino – que é um ambiente artificialmente superiluminado, sem janelas e com portas que não dão direto pra rua, e que oferece estímulos visuais e auditivos os mais variados. Isso faz com que você não saiba se é dia ou noite, perdendo a noção do tempo, e assim permaneça sem perceber quanto tempo está gastando. Na lógica ansiosa do site pornô, potencializada pelo algoritmo, o usuário nunca fica satisfeito, pois sempre haverá a possibilidade de um vídeo "perfeito", exatamente ajustado ao seu desejo ou à sua fantasia. Quer dizer, o cara pode passar horas numa busca incessante daquele filme que atenderá os mínimos detalhes de seu fetiche, de sua imaginação, de sua vontade. Essa busca até pode ser satisfeita momentaneamente, depois que o sujeito gozar com determinado vídeo. Mas logo ele recomeçará a busca, que vai se tornando cada vez mais exigente, atrás daquela descarga de dopamina que está na raiz desse prazer viciante.

Então, a pornografia não é maléfica, desde que você não faça dela uma compulsão, nem compare a sua realidade com aquilo que vê em sites eróticos ou pornográficos. Há casais que curtem ver pornografia juntos, por exemplo. Ou então, sem exageros ou performances mirabolantes, eles podem sugerir inovações no cotidiano sexual de um casal. Aliás, a pornografia é usada no espermograma, que é um exame bastante complicado, pois o paciente precisa se masturbar num laboratório, com gente andando no corredor, que supostamente sabe a razão da sua visita ali (ou pelo menos você se sente assim) – o que é um excelente teste de ereção (leve seu filminho para ajudar; fica a dica). Enfim, há formas saudáveis de lidar com a pornografia, que não precisa ser transformada numa espécie de bicho-papão. É só saber mantê-la dentro de limites razoáveis.

Masturbação: é bom até ficar ruim

A masturbação integra a vida sexual masculina desde a puberdade e pode continuar a integrá-la até o final. Claro que há toda uma questão moral em volta dela, sobretudo por motivos religiosos. Muitos se sentem culpados por se masturbar. Mas a verdade é que a masturbação está aí para nos ajudar. Jogo é jogo, treino é treino. Todo treino ajuda no jogo. Aliás, quanto melhor se treina, melhor se joga. Então, quando encarada como treino para o sexo, a masturbação é uma boa. Você treina sozinho e depois joga junto. E serve também como fisioterapia do sexo. Quem faz cirurgia de próstata, por exemplo, costuma ter problemas pós-operatórios de ereção. Nós, urologistas, recomendamos que o paciente se masturbe para manter o tecido peniano intacto. (É algo controverso, na verdade, e nem todos os urologistas tratam isso da mesma forma. Mas o restabelecimento da função sexual pós-cirurgia de câncer de próstata é desafiador e deve ser tratado de forma individual, considerando inúmeras questões. Não vou entrar no tema científico, pois não é o intuito deste livro.) Do mesmo jeito, quando você está solteiro, sem parceria sexual, a masturbação é bacana para preservar a saúde do pinto: ela oxigena os tecidos, elimina os radicais livres e mantém o órgão ativo, além de checar se sua ereção está em dia.

A masturbação é um divisor de águas para os andrologistas – isto é, urologistas especializados em saúde masculina, principalmente nas funções sexuais do homem. Quando um sujeito chega ao consultório se queixando de disfunção erétil, o andrologista pergunta: "E na masturbação, como está sua ereção?". Porque, na relação sexual com alguém, como eu já disse, há um contexto que não dá para ignorar. E por trás dessa simples pergunta existe um detalhe importante sobre a qualidade da vida sexual, já que isola o sujeito de um contexto de relação sexual com outras pessoas e mostra muito bem a condição orgânica individual, sem a pressão de desempenhar, de dar prazer para outra pessoa, de ser cobrado. Você com você, apenas. Um homem que está casado há muito tempo, por exemplo, pode não ter mais o mesmo tesão por sua parceria sexual. Ou alguém que teve uma doença ou passou por uma grande frustração amorosa e está com medo de brochar. Ou, então, homens que sofrem de ejaculação precoce. Ou, ainda, um cara muito jovem, sexualmente imaturo. A pergunta sobre a ereção na masturbação diz muita coisa para o andrologista, porque se o seu pau não funciona ou funciona mal na relação sexual e acontece direitinho na masturbação, você não tem uma disfunção orgânica, física, mas provavelmente um problema emocional, psicológico. Se sozinho você tem uma ereção bacana, mas não quando está com alguém, quer dizer que seu problema está na relação com essa pessoa. Seja porque está casado há muitos anos e a paixão já não existe mais – e aí você terá que resolver isso, colocar o dedo na ferida do relacionamento –, seja porque está muito ansioso por ser o primeiro encontro com aquela parceria sexual – e aí seu corpo liberou muita adrenalina, que é a grande brochadora, disparada pela ansiedade, por um susto ou pela lembrança de um boleto atrasado. Enfim, há uma série de fatores externos que o andrologista precisa considerar, antes de cravar que a disfunção erétil é um problema estritamente físico, do corpo.

Apesar de eu utilizar essa pergunta para poder separar as disfunções orgânicas das psicológicas, entre elas há um limbo meio complicado, e até que bem comum. Quando pergunto como está a ereção na masturbação e o paciente responde começando com "Fiz um teste...", já sei que a consulta vai ser complicada. Porque esse cara está afastando o aspecto mais importante da saúde sexual, que é o estímulo erótico. Isso é mais comum entre pacientes que estão tomando medicamento oral (tadalafila, Viagra etc.), e acham que isso não é remédio, mas uma varinha de condão. Como se o remédio, num passe de mágica, deixasse o pau duro. Só que esse mesmo paciente começa a se masturbar pensando no almoço, se vai comer estrogonofe de carne ou de frango, e aí acaba concluindo que: 1) o remédio não faz efeito e 2) ele tem um problema de ereção também na masturbação.

A masturbação é a fisioterapia do sexo e deve ser encarada dessa forma. Ninguém quebra o pé e faz testes para sair correndo. Você tem um problema, precisa voltar duas casinhas e se reconectar com a função daquele órgão. Isso vale tanto para o pé quanto para o pau. Então, toda concentração e todo estímulo são importantes para aquilo voltar a funcionar direito.

Agora, se você substitui o jogo pelo treino, a coisa se complica. Quer dizer, se você troca a relação sexual pela masturbação, aí temos um problema. Tem homem que, por exemplo, não consegue ejacular durante a relação sexual sem se masturbar. Isto é, o sujeito faz sexo com outra pessoa, mas só goza se bater uma. De vez em quando, tudo bem, mas se isso é a única forma de ele chegar ao orgasmo com a parceria, algo está errado. Há também aquele cara com problemas afetivos e que encontra na masturbação o único alívio, compensação ou prêmio: se está triste, se masturba; se está alegre, se masturba; se está ocioso, se masturba; se está muito ocupado, se masturba; se vai dormir, se masturba; se acorda, se masturba; se está ansioso, se masturba; se está calmo, se masturba; se vai sair, se masturba; se acabou de voltar pra casa, se masturba... Então estamos diante do bom e velho comportamento compulsivo. Com isso, o sujeito vai se afastando das pessoas, pois ele acha que se basta. E, como diz aquele samba, "é impossível ser feliz sozinho". O cara se priva das dores, mas também das delícias que uma relação amorosa pode oferecer.

E lembre-se: masturbação demanda tempo, por mais rápida que ela seja. Se o homem se masturba várias vezes ao dia, imagine quantas horas no total ele dedica à célebre punheta, para usar o termo popular. No limite, isso pode comprometer sua vida profissional e social, além da sexual. Uma vez consegui convencer uma paciente a parar de fumar – menos pelos efeitos deletérios do cigarro e mais por mostrar o tempo que ela perdia diariamente com o vício. Ela fumava três maços de cigarro por dia. Ou seja, 60 cigarros. Se ela gastava cinco minutos fumando cada cigarro, isso equivale a cinco horas por dia! Resultado: a paciente parou de fumar. Já que o câncer não era argumento suficiente para convencê-la, a perda de tempo foi.

Jogo é jogo, treino é treino

Na adolescência, a masturbação é a única ou principal atividade sexual literalmente ao alcance de nossas mãos. Nessa fase o treinamento é intensivo, pois não sabemos quando será o grande jogo. Afinal, estamos descobrindo o sexo, com os hormônios à flor da pele, e acabamos de adquirir os caracteres sexuais secundários – aumento do pinto e do saco, que fica mais escuro, surgimento dos pelos pubianos e da barba, a voz fica mais grave... Enfim, a gente começa a perceber que está ganhando o corpo de um adulto. A masturbação surge naturalmente como um treino para jogar bem. Se você perde o controle sobre ela, de tal modo que se torna um fim em si mesma, então é o caso de parar para pensar na razão de ficar só no treino – e muito treino – e nunca ir pro jogo. Quem treina demais joga de menos. Ou nem joga. Aliás, nenhum técnico de futebol treina a equipe em dia de jogo. Papo reto: se você quer ou vai transar naquele dia, não faz sentido bater punheta antes. É mais lógico se resguardar pra transa, não acha?

Tá, mas o que fazer se você está se masturbando demais, se não consegue sair dessa compulsão, se você se vê tomado por ela? Compulsão é outro nome para vício. E uma solução é trocar um vício ruim por um "vício bom". Sempre recomendo aos meus pacientes "vícios" que acabem com a ansiedade e que lhes tragam vantagens. Então lhes sugiro, por exemplo, fazer *crossfit*, que traz grandes benefícios: elimina a ansiedade, cansando o corpo (o sujeito vai cansar tanto o braço que não terá força para se masturbar) e propiciando um sono reparador; melhora a libido e a autoestima, porque o corpo se modifica e se torna mais atraente aos próprios olhos e aos das outras pessoas. O cara pode se colocar desafios físicos cada vez maiores, como se inscrever no Ironman. É claro que pra chegar lá tem muito chão pra correr, literalmente. Mas, por isso mesmo, o cara vai vencendo aos poucos etapas cada vez mais duras de treinamento, até chegar às condições para competir. Enfim, mexa-se – é o que costumo prescrever aos meus pacientes. Aprenda a dançar ou a cozinhar (duas atividades que sempre fazemos com ou para outras pessoas), vá passear na praia – se morar no litoral – ou no campo – se morar no interior. Faça teatro (nem precisa se tornar ator) ou um curso de pintura, aprenda a tocar algum instrumento musical (eu mesmo adoro tocar piano, e daria tudo pra ter começado a estudar esse instrumento na adolescência; acho que não era tão punheteiro assim), cultive as amizades, desenvolva outras formas de se divertir e de dar vazão à sua criatividade e ao crescimento pessoal. Enfim, saia da frente da tela, erga os olhos para o mundo, para as pessoas que estão ao seu redor. Dedique seu tempo e sua energia àquilo que faz bem ao seu corpo e à sua mente. Alimente os bons afetos, aquilo que faz a vida valer a pena. Garanto a você que é muito melhor que passar o dia solitariamente se masturbando.

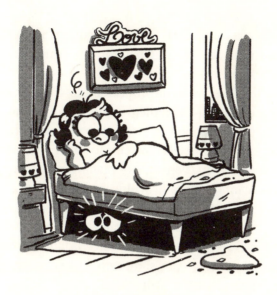

Capítulo 4

Desculpem a nossa falha: como os homens funcionam

Já parou para pensar como a ereção é um troço realmente complexo? Ela tem um paradoxo, sobre o qual já falei, mas que aqui vou aprofundar: você fica de pau duro porque está com tesão ou está com tesão porque ficou de pau duro? Bom, normalmente você fica com o pau endurecido pra seguir com a transa. Quer dizer, antes mesmo do "vamos ver" você já tem a ereção. Portanto, ela é mesmo importante. Porém, quando ela não acontece, algo parece estar errado. Não ter ereção é uma espécie de fantasma que ronda a cabeça de muitos homens – se não de todos. Mas será que ela é mesmo esse bicho-papão?

Vende mais porque é fresquinho ou é fresquinho porque vende mais?

Aqui cabe aquele antigo *slogan* dos biscoitos Tostines, que traduz bem essa dualidade: "Vende mais porque é fresquinho ou é fresquinho porque vende mais?". Como resolver essa sinuca de bico? Quer dizer, como resolver essa aparente contradição: estou de pau duro porque estou com tesão ou estou com tesão porque estou de pau duro?

A solução está em desencanar da própria ereção. Nós somos muito focados nela. Culturalmente, o pinto está repleto de significados: pau duro é símbolo de potência, vigor, poder, virilidade, força, masculinidade, fertilidade. Então acreditamos que sexo só é possível com ereção para penetração, esquecendo que em "relação sexual" o que vem antes é exatamente a relação. O que inclui afinidades, afeto, carinho – para ficarmos em alguns aspectos emocionais. Exatamente por causa dessa cultura nós esquecemos também da importância das preliminares, que aumentam a excitação e tornam o sexo mais pleno – e, inclusive, favorecem a ereção. Excitar a sua parceria também excita você, sabia? Além disso, é preciso ter tesão por si mesmo – isto é, cuidar da autoestima, gostar de se ver pelado, sentir-se atraente.

Preciso dar quantas por vez?

Uma vez de pau duro, quantas você tem que dar direto, sem tirar? Quantas você tem que dar no mesmo dia ou na mesma noite? Taí outro mito, uma expectativa irreal, que, por exemplo, os filmes pornográficos alimentam. Os filmes são editados. Então, com os cortes, somos iludidos com a ideia de que o cara está transando há duas horas, sem parar. Na real, do mesmo jeito que não voamos como o Super-Homem, não ejaculamos diversas vezes, uma atrás da outra, sem tirar, durante duas horas seguidas. O interessante é que sabemos que a expectativa relativa ao filme do Super-Homem não nos faz achar que podemos voar, mas um filme pornô nos faz achar que é possível ejacular na cortina. Paulo Coelho escreveu que toda relação sexual dura onze minutos – o que, aliás, é o título de um de seus livros. Quer dizer, nesses onze minutos acontece o ápice, o clímax, quando o cara goza, mas o que vem antes e depois pode – aí, sim – durar horas. Então, desencane dessa ideia de "quantas eu tenho que dar". Antes de se preocupar com isso, foque o prazer da relação, de estar com aquela pessoa que atrai você, que lhe dá tesão. Curta as preliminares. Não vá com tanta sede ao pote. Sexo é vida. Por que vivê-la com tanta pressa?

É aí que entra o problema da ejaculação precoce, que é o descompasso entre o casal durante a relação sexual. Que descompasso é esse? Um goza muito mais rápido que o outro, frustrando os dois. Claro que, eventualmente, isso pode acontecer. O problema é quando a exceção vira a regra – ou seja, o cara sempre goza muito rápido, mal começou a transar. Aí é um problema – que tem solução, viu?

E como é que esse paciente surge em meu consultório? Em geral, ele é bastante jovem – ali pelos seus 16 ou 17 anos – e consegue dar duas, três numa transa, exatamente porque goza muito rápido. Não é nessa época que o cara surge no consultório, porque ele precisa e consegue dar duas ou três justamente para entrar em compasso com a parceria. Só que depois de um tempo a ereção não responde tão bem. Então, na segunda ela já não é tão potente quanto na primeira, e será ainda menos potente na terceira – se o cara conseguir chegar a ela. Essa é a hora em que ele começa a se preocupar, e isso começa a afetar a qualidade da sua vida sexual.

Aí voltamos para a questão inicial: quantas eu preciso dar numa transa? Uma. Mas bem dada. Aliás, é a primeira – ou única – gozada do dia, volumosa e densa como leite condensado, que é a mais fértil, a que vai fecundar, gerar filho. A segunda é tipo leite integral e menor em quantidade. E a terceira já é leite desnatado, rala e menos volumosa ainda. Então não fomos "desenhados" para dar mais de uma sem tirar. Repare que, numa transa, depois de ejacular, vem um sono irresistível. Ao contrário das mulheres, que conseguem ter orgasmos múltiplos (é raro, mas existe), a fisiologia masculina está preparada para dar uma bem dada. E pronto, vamos ser felizes com isso. Inclusive a sua parceria. Dar várias sem tirar é coisa de ejaculador precoce, de alguém insatisfeito com o próprio sexo. Quem diz que goza duas, três vezes consecutivas, com o pau sempre lá dentro, deve ser olhado mais com pena do que com admiração.

Por que o pau cai durante a transa?

O maior inimigo da ereção se chama adrenalina – que mencionei no capítulo anterior, mas que aqui conheceremos melhor. Tudo que libera adrenalina como neurotransmissor – e não como aquela que a gente sente quando anda de montanha-russa ou de moto – trabalha contra o pau duro. Ela bloqueia o óxido nítrico, que leva ao relaxamento do tecido peniano. Então, qualquer situação que libere adrenalina em seu corpo amolecerá seu pau, fará sua ereção cair: tensão antes de entregar uma prova, preocupação por alguém gravemente doente na família, contas vencidas, os filhos que estão no cômodo ao lado e que podem irromper no seu quarto a qualquer hora, o medo de que seus sogros ouçam os gemidos de prazer e sons dos movimentos dos corpos na cama durante a relação sexual... Tudo isso pode liberar adrenalina e, consequentemente, levar você a perder a ereção – cujas causas, sem dúvida, são muito mais psicológicas do que orgânicas. E, quando somos muito novos, sexualmente imaturos, ficamos ainda mais sensíveis a essas causas.

Imagine-se com 16 ou 17 anos, com sua namoradinha, na casa do pai dela, com um medo danado dele, tomado pelo pânico de ser surpreendido pelo cara durante uma transa com a menina. Aí você ouve alguém entrando na casa. Você leva um susto danado e o pau cai. Isso pode virar uma bola de neve. Por quê? Porque o trauma desse susto vai sempre liberar adrenalina, brochando você. Quer dizer, nas próximas transas, a lembrança desse susto pode deixá-lo ansioso, liberando adrenalina e prejudicando sua ereção.

O que não quer dizer que devamos ignorar as causas orgânicas da brochada. Pacientes mais velhos têm, digamos, a máquina mais complicada, carente de manutenção. E a pergunta que faço é: como foi essa manutenção ao longo de sua vida? Quando envelhecemos, um primeiro sintoma de que as coisas não estão bem é justamente a dificuldade de ereção. Aliás, essa dificuldade pode ser sintoma de problemas cardiovasculares, pois a artéria peniana é mais fina do que a artéria coronariana. Ou seja, se falta sangue pra erguer o pau (sem sangue não tem ereção), é porque o coração está bombeando menos ou mal. Nesse caso, trata-se de uma disfunção erétil, que pode ser tratada com medicação via oral ou injetável, e há também a opção da prótese peniana – boa solução para pacientes crônicos que vêm lutando contra o pau caído ou meia-bomba, devolvendo a eles uma vida sexual plena.

Recentemente saiu um estudo mostrando o benefício do uso de Botox (isso mesmo, aquele que se usa para tirar as rugas da cara) na disfunção erétil. A gente já usa o Botox na urologia há mais tempo, especialmente na bexiga, para uma situação que se chama "hiperatividade detrusora", que é uma contração involuntária da bexiga (geralmente por uma lesão medular). Na disfunção erétil, o Botox agiria relaxando o tecido cavernoso, permitindo a entrada de sangue de forma mais fácil. Ainda é experimental, mas parece promissor.

Moral da história: só não transa quem não quer, porque sempre há solução para os bloqueios psicológicos ou fisiológicos que dificultam ou impedem a relação sexual.

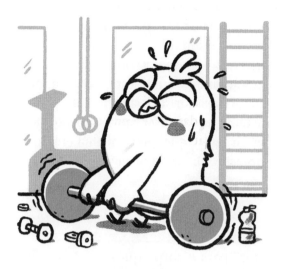

Capítulo 5

O terror da brochada: disfunção erétil

Aqui a gente vai tratar com mais detalhes do oposto do pau duro: a brochada, o terror que assombra a vida sexual dos homens. O curioso é que muitos pacientes chegam ao meu consultório com o diagnóstico pronto: "Doutor, é psicológico" ou "Doutor, é fisiológico". A verdade é que não dá para separar o psicológico do fisiológico. Corpo e mente são uma coisa só, como já apontei antes. Quer ver?

Questões técnicas

Quando você é mais velho e sua ereção já não é tão bacana, isso pode gerar insegurança e contribuir para a brochada ou a disfunção erétil. Então é preciso agir em duas frentes: eventualmente tomar algum remédio e ao mesmo tempo tornar-se mais forte, mais desejável, mais atraente. Se você não se sentir desejável, sua parceria sexual não se sentirá atraída por você. Isso significa alimentar-se melhor, dormir bem, fazer atividade física –

inclusive para que o eventual medicamento faça efeito. Só a química não vai ajudar. Você tem que ajudar a química.

Sabe como funciona o sono? Você tem que "mostrar" para o seu corpo que você quer dormir, "fingir que vai dormir" antes de dormir. Ninguém se deita e dorme naturalmente em questão de segundos. É preciso fechar os olhos, acalmar-se, relaxar, ir se desligando aos poucos. Com o sexo é a mesma coisa: você tem que "mostrar" ao seu corpo que você "está sexual", isto é, que quer sentir tesão, que quer ter uma ereção, que quer ejacular, gozar, atingir o orgasmo. E como fazer isso? Bom, é a vez e a hora das preliminares...

Sexo não é só enfiar o pau num buraco

Como "mostrar" para o corpo que você está a fim de sexo? Use as preliminares a seu favor, "mostre" para o seu pau que você quer que ele fique duro. De que jeito? Você dá uma pegada mais forte no corpo da sua parceria, dá um beijo mais molhado, passa a mão naquilo que excita você na outra pessoa, estimula o prazer nela – que é algo muito importante. Enfim, você mostra para o seu corpo que quer participar daquela relação sexual. Então, nunca despreze as preliminares! O fim da brochada pode começar por elas. Do mesmo jeito, o que vem antes das preliminares também não deve ser negligenciado: um jantar, um presente, um buquê de flores, uma conversa mais picante ao longo do dia, as demonstrações de afeto – como o carinho, a ternura... Tudo isso vai "explicando" para o seu corpo que você quer se excitar, ter tesão. Quer dizer, é sempre um contexto. Sexo não é simplesmente um pau duro que é enfiado num buraco. E o pau não está separado do corpo. Nem este da mente. Tudo faz parte da mesma coisa.

Às vezes acontece. Devo procurar ajuda?

E se eu brochei uma vez? E se eu brochei duas? Tenho que procurar ajuda? Eventualmente, a brochada pode acontecer com qualquer homem. Para uma boa relação sexual acontecer é preciso estar bem, num dia bom (ou melhor, sem estar num dia ruim), em que você está satisfeito com seu corpo e com a pessoa que está ao seu lado. É preciso estar fisicamente bem-preparado. Claro que não é necessário se tornar um atleta, mas é indispensável ter fôlego e tônus muscular para sustentar uma relação sexual.

Outra coisa é relaxar, suspender os problemas do cotidiano, esquecê-los naquele momento em que está com a sua parceria. Já vimos que pensar no boleto atrasado não ajuda a levantar seu pau, muito menos vai fazer você arranjar dinheiro. Se não dá pra se desligar, então dá pra entender a razão da ereção não acontecer – ou de ficar na meia-bomba.

Se as brochadas são eventuais, tudo bem. Acontece. Ninguém vive num permanente paraíso, sem problemas de todo tipo e sem contas pra pagar. Agora, a questão é quando isso vira aquela bola de neve que já mencionei: o sujeito brocha uma vez e, a partir daí, teme brochar de novo – o que causa ansiedade e, claro, brochadas. Então o grande negócio é entender que – para usar uma metáfora do futebol – tem dia que você tá jogando um bolão, tem dia que a bola só bate na canela. Só é preocupante quando, mesmo na masturbação, a ereção não vem. Aí é preciso procurar ajuda especializada. E não adianta se masturbar como "teste", batendo uma enquanto pensa no que vai almoçar, aquela crítica que já fiz, mas reforço aqui. Ereção bacana precisa de estímulo erótico, e não apenas da manipulação do pênis. Num momento de insegurança com a sua ereção, porém, qualquer evento que tire você do sério liberará adrenalina, relaxando o tecido peniano – como já vimos. E aí vêm as soluções emergenciais, meio desesperadas, como automedicação com remédios para endurecer o pau, injeção e até prótese peniana. Tudo isso por causa de um problema psicológico que ficou lá atrás, mal resolvido ou ignorado.

E aí você vira uma presa fácil de clínicas que vendem um "combo de pau duro", ou, pior, dos hormonologistas, supostos especialistas em hormônios, oferecendo o maravilhoso mundo da testosterona. Para começar, a tal hormonologia nem é uma especialidade. Segundo, pacientes com disfunção erétil orgânica, daquelas bem diagnosticadas, que têm realmente uma indicação de reposição hormonal, são incríveis meros 3% do total. Surpreendente, né? E terceiro, e não menos importante, em 2023 foi publicado um grande estudo científico chamado TRAVERSE, que mostrou que a reposição hormonal, mesmo quando bem indicada, melhora principalmente a libido, mas nem tanto a qualidade da ereção. Para essa reposição ser realmente impactante na ereção, esses níveis hormonais devem estar realmente muito baixos, o que acarretaria não só um problema de ereção, mas vários outros sintomas dessa condição, chamada hipogonadismo – sobre a qual já falei.

A famosa tadalafila e outros medicamentos para ereção

A tadalafila é a segunda revolução da urologia. A primeira foi o Viagra – ou sildenafila, que é seu princípio ativo –, que veio para resolver o problema dos pacientes que sofrem de disfunção erétil de origem orgânica, isto é, algum problema no funcionamento do corpo. Só que o Viagra surgiu como medicamento pediátrico, para tratar uma doença chamada hipertensão pulmonar. Assim como acontece com outras medicações, o Viagra passou a ser usado por seus efeitos colaterais – como, por exemplo, propiciar a ereção em homens adultos.

Tudo mudou no mundo da urologia. Homens mais velhos, que não tinham ereção havia muito tempo, passaram a ter. A qualidade de vida que se ganhou com a chegada do remédio foi realmente incrível. E aí alguns morreram no meio do caminho... mas não por culpa do Viagra. Olha que interessante: a preocupação de todo o mundo que começa a tomar esse tipo de remédio é porque tem um tio ou um vizinho que morreu durante o sexo, usando Viagra. Então ficaram com medo (algum medo não seria tão mal). Sabe-se que existe uma contraindicação no uso desse tipo de remédio quando associado a uma classe de medicamentos para isquemia cardíaca (angina, já ouviu falar?), os nitratos. O mais popular é o Isordil, que se usa debaixo da língua (sublingual). Então, se alguém for para o hospital com dor no peito, ou algum sinal de infarto, precisa falar se usou Viagra/tadalafila. Só que o risco real não é bem da medicação. Vou explicar: esse medicamento, na verdade, provoca vasodilatação, que protege o coração. Se o vaso está dilatado, o coração não precisa se esforçar tanto para fazer o sangue chegar aonde ele deve chegar. É por isso que a "pílula azulzinha" dá aquela palpitação. Tá, mas então por que o primo do vizinho, marido da dona Maria, morreu? Porque ele já tinha uma doença cardíaca, não podia andar dois quarteirões sem parar para respirar, e de repente você deu um pau duro pra ele, e o sujeito partiu pra dentro da dona Maria sem dó. Lembra que eu falei que você precisa estar com preparo físico para encarar um sexo bacana? Pois é, imagine a sede do marido da dona Maria, que fazia dez anos que não via o pau dele olhando pro alto e avante...

A tadalafila foi a segunda revolução porque permite fixar uma dose diária, mantendo a regularidade da ereção, em vez de ter de tomar um comprimido antes de transar, como é o caso do Viagra. Quando você toma um medicamento pra transar, porém, seu corpo associa sexo a doença. Lembra-se que eu disse que é preciso "mostrar" ao seu corpo que você quer sexo? Se você toma remédio pra transar, seu corpo "entende" que seu sexo está doente e precisa de medicamento. Além disso, como fica a cabeça se você vai atrás do seu remedinho e percebe que ele acabou? O que você faria? Parte pra dentro ou deixa quieto e vai ver uma série na Netflix?

Em 2023, a tadalafila estava entre os dez remédios mais vendidos no Brasil, ocupando três posições diferentes nessa lista, pois esse medicamento é produzido por laboratórios diferentes, com nomes distintos. Mas nada é perfeito. Se você não identifica a origem de sua disfunção erétil, seja psicológica ou orgânica, o uso da tadalafila mascara a causa estrutural da brochada. Quer dizer, ela mantém seu pau duro, mas sem resolver o problema real. Sem o remédio, seu pênis não endurece. Então, o paciente que chega ao meu consultório pesando duzentos quilos, com certeza vai tomar tadalafila. Tudo bem, ele tem direito a uma vida sexual ativa, e cabe a mim ajudá-lo a melhorar sua qualidade de vida. Mas, se ele não entender que precisa mudar os hábitos, pouco depois ele voltará, dizendo que o remédio não funciona mais. Claro que não funciona! O medicamento tem suas limitações. Ele resolve uma demanda imediata – isto é, voltar a fazer sexo. Porém, se esse paciente não emagrecer e não adotar um estilo de vida mais saudável, as brochadas vão voltar.

Outro problema da tadalafila é a dependência psicológica. Quer dizer, organicamente você não apresenta mais nenhum problema que justifique a medicação, mas ainda se sente inseguro e recorre a ela para obter a ereção. Isso é gastar cartucho à toa. Um remédio tão valioso como esse – em termos de seus efeitos, da ajuda que ele pode trazer – não pode ser usado indiscriminadamente. Tem gente que toma tadalafila para melhorar o desempenho na musculação, acredita? Pois é, tem. Essas pessoas acreditam que, com isso, melhoram a circulação do sangue nos músculos, mesmo que estudos mostrem que não há ganho de massa nem hipertrofia. Esse e outros usos abusivos podem enfraquecer a potência do medicamento quando ele for realmente necessário.

Quando bem empregada, a tadalafila traz grandes benefícios adicionais. Um deles é atenuar sintomas prostáticos, como jato urinário fino, sensação de que não esvaziou a bexiga por completo, acordar várias vezes durante a noite para urinar (fenômeno também conhecido como noctúria ou nictúria). Isso decorre da próstata aumentada, que obstrui a saída do xixi – o aumento desse órgão faz parte do processo de envelhecimento do homem. Então, com a tadalafila, o cara que sofre de disfunção erétil e de sintomas prostáticos terá ganhos nessas duas frentes – e eu realmente adoro quando acerto com esses pacientes. Claro, sempre com acompanhamento médico, que dosará o medicamento e inclusive pode propor outras terapias que tornarão a tadalafila (e o remédio para próstata) ainda mais eficaz.

Camisinha

Quem nunca ouviu a expressão "usar camisinha é como chupar bala com papel"? Pois essa é uma das queixas mais frequentes no consultório: a disfunção erétil psicogênica – isto é, que está na cabeça do cara – "provocada" pelo uso da camisinha.

O mais interessante é que a simples ideia de pôr a camisinha é pior do que a camisinha em si. Na grande maioria dos pacientes, a perda de ereção acontece durante a colocação da camisinha – olha que peculiar! Beleza, a sensibilidade da penetração diminui, sim, claro, pois tem um negócio de látex ou poliuretano ali no meio, entre o seu pinto e a superfície da vagina (ou do ânus). Mas o problema está antes da relação. Então não é exatamente a falta de contato, e sim a ideia da falta dele (complexo demais? Talvez...). É por isso que a causa é psicogênica.

Hoje em dia existem vários tipos de camisinha, umas até brilham no escuro (juro!). Se for uma relação sexual entre dois homens, vira uma cena de *Star Wars* (me perdoe a influência da 5ª série). Outras têm sabores variados, texturas variadas, umas são mais finas e outras mais grossas, e cada uma tem um propósito.

Então, a primeira dica para passar por isso é esta: use esse arsenal de camisinhas a seu favor! Se você tem ejaculação precoce, compre uma mais grossa. Se o problema é sensibilidade, compre uma mais fina. Se quer dar mais prazer, compre uma texturizada. Se curtir um brinquedo diferente, compre uma com sabor. E por aí vai. Use a imaginação e incorpore a camisinha à prática. Ela é sua amiga!

Outra dica é não ser surpreendido. Compre na farmácia e use sozinho. Acostume-se com a camisinha, veja uma mais fina ou uma mais confortável, maior ou menor, e vá se adaptando, experimentando. Logo você percebe que não é uma questão tão determinante assim.

"Ereção de aço": o mito do eterno pau duro

Talvez esta seja minha melhor dica para uma vida sexual satisfatória: como é que você atinge uma ereção de aço? Uma ereção de aço tem que acontecer num pau de aço. O pau de aço tem que estar grudado numa pessoa de aço. Então, tudo que você puder fazer para se forjar no aço resultará num pau de aço – isto é, uma boa ereção e melhores relações sexuais. Para isso é preciso entender que o pinto faz parte de uma pessoa que determina a qualidade do sexo que ela faz e da vida sexual que ela tem.

Então, em vez de pensar em ter uma ereção de aço, você terá que pensar como ter pernas de aço, fazendo agachamento, corrida, musculação; braços de aço, fazendo flexão, levantamento de peso, gostando de ver os músculos aparecerem como efeito dos exercícios; estômago de aço, alimentando-se direito, com comida boa e saudável; pele de aço, bronzeada, mas sem exagero; hidratação de aço, muita água (quer saber quanto? Quarenta mililitros por quilo por dia, ou seja, seu peso vezes 40 mililitros ou 0,4 litro – uma pessoa de 80 quilos precisa de 3,2 litros por dia, bem mais que aqueles 2 litros diários protocolares); vasos de aço, provocando a circulação com caminhadas e outras maneiras de movimentar o corpo; cérebro de aço, sempre com desafios intelectuais, desenvolvendo ideias, conceitos e um olhar mais complexo para a vida, além da mera repetição daquilo que todo o mundo fala (não custa sugerir: aprender a tocar um instrumento, a dançar, a cantar, a cozinhar, a pintar, a ler literatura, a falar um novo idioma); coração de aço, carinhoso com as pessoas à sua volta (ligar pra sua avó, ser meigo com seus familiares, simpático com os colegas de trabalho), caridoso com quem precisa de ajuda. Ser útil realmente! Você tem que cuidar dos dentes, ter dentes de aço – não é implantar dentes de aço, maluco, é ir ao dentista regularmente, escovar os dentes direito, fazer a manutenção adequada, para ter um sorriso bonito. A relação entre dentes malcuidados e risco de eventos cardiovasculares já é um velho conhecido da medicina, e hoje falam, ainda, que tem relação com o Alzheimer. Cortar as unhas, tratar dos cabelos (curtos, compridos ou raspados, não importa, o que interessa é cuidar deles), aparar a barba (pra quem usa barba) ou escanhoar a cara (pra quem não usa), vestir-se de um jeito que seja do seu agrado, e não com qualquer coisa, de qualquer jeito... Enfim, você precisa se sentir uma pessoa de aço, alguém que não se deixa influenciar por qualquer coisa, de qualquer jeito, a qualquer hora, em qualquer lugar. Um cara forjado no aço vai encarar uma brochada ou uma ejaculação precoce como a coisa mais natural do mundo. Ou seja, esse sujeito não é vulnerável em situações assim porque está forte o suficiente para saber que todos temos fraquezas, limitações, um dia ruim, uma falha, uma incompreensão, um desencontro, uma ansiedade, um boleto pra pagar.

Quer dizer, esse cara vai entender inclusive que mesmo o aço enferruja. E que, se ele não cuida, a ferrugem toma conta. O aço é um dos metais mais resistentes que há, mas até ele cede, amassa, dobra – nem que seja um pouquinho. Então esse cara entenderá que, apesar dos esbarrões e das trombadas, a estrutura de aço continua firme.

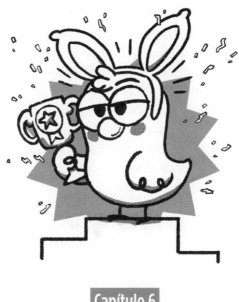

Capítulo 6

Merenda antes do recreio: a ejaculação precoce

Outro problema sexual recorrente entre os homens é a ejaculação precoce. Já falei um pouquinho dela antes. Agora vou aprofundar esse assunto, que também traz muita gente angustiada ao meu consultório. Afinal, a ejaculação precoce é uma espécie de merenda antes do recreio. Quer dizer, o melhor vem antes da brincadeira começar – e sem que o cara queira, porque, depois que goza, o sujeito vira de lado e não quer saber de mais nada, ou então precisa de um tempo para recuperar a ereção. E aí o recreio terminou. Como resolver isso? Bom, vamos começar do começo.

Quanto tempo é considerado precoce?

Qual é o tempo que uma transa deve durar para ser considerada satisfatória? Por que a gente classifica como "precoce" a ejaculação durante uma relação sexual? Muitas vezes – se não todas – a gente acha que existe uma medida exata pra isso: dez, vinte, trinta minutos. A verdade é que não há uma duração objetiva para uma transa. Trata-se de algo bastante subjetivo: cada casal tem o seu tempo para que os dois saiam satisfeitos. E o segredo do sucesso está exatamente na satisfação do casal – se os dois estão satisfeitos, não interessa se o sexo durou dez minutos ou duas horas. Se há um descompasso entre o casal, com um atingindo o orgasmo muito mais rápido que o outro, obviamente o mais lento sairá frustrado. É normal que isso ocorra de vez em quando. Mas, se acontece muito frequentemente, então está na hora de rever a situação.

Primária e secundária

Existem dois tipos de ejaculação precoce: a primária – causada pelo transtorno de ansiedade – e a secundária, que é secundária em relação a outro problema.

Não confundir ansiedade – aquela que a gente tem normalmente, por exemplo, antes de entregar um trabalho ou de fazer uma entrevista de emprego – com transtorno de ansiedade. Esta última tem consequências físicas e mantém seu corpo em permanente estado de alerta – associado a compulsões alimentares ou por jogo, por exemplo. Como vivemos num mundo muito ansioso, é compreensível que essa situação se reflita na vida sexual masculina. O tratamento dos transtornos de ansiedade envolve tudo que possa melhorá-la, desde psicoterapia, melhora do sono, exercícios físicos e, muitas vezes, terapia medicamentosa com ansiolíticos, um aliado potente nesse tratamento.

No caso da secundária, você tem um problema de base, como a disfunção erétil, por exemplo, que o fará ejacular muito depressa. Ansioso por não perder a ereção, você goza rápido demais. A razão disso é que nosso cérebro é supereficiente em fazer o que temos de mais biológico, natural. E sexo, no fim das contas, é primariamente para gerar descendentes. O prazer é apenas a recompensa por fazer sexo; não confunda os objetivos reais. Dá trabalho demais criar filhos. Então, pode ter certeza de que, se o sexo não fosse bom, a raça humana provavelmente já teria sido extinta. Sim, somos uns chimpanzés que escovam os dentes. Basicamente, o cérebro quer garantir a ejaculação, mesmo correndo o risco de perder a oportunidade de "semear um terreno". Numa situação assim, a gente trata o problema de ereção e resolve a ejaculação precoce secundária. É muito comum o senhor (pois é uma queixa recorrente de homens mais velhos) chegar ao consultório e dizer que está gozando muito rápido. Aí você pergunta como está a ereção e ele responde: mais ou menos. Típico.

A ejaculação precoce é mais facilmente tratável que um problema de ereção, na imensa maioria das vezes. Então, não postergue o tratamento. Se você demora a se tratar, pode trocar uma coisa por outra. Pense comigo: se você tem que ficar pensando na sua avó de biquíni ou num acidente de moto, ou mesmo ficar se beliscando (já ouvi essa) para ganhar tempo antes de chegar lá, você perde o foco do sexo. Você acaba se distraindo. E o que acontece se você se distrai na hora do sexo? Pois é, seu amigo deixa você na mão. E pode ter certeza de que o estresse que você vai ter na próxima vez que for fazer sexo, com medo de brochar, será muito maior do que o medo de gozar rápido demais. E aí entra o cérebro na jogada de novo...

Logo depois da ejaculação precoce dar lugar ao problema de ereção, a libido começa a ir embora. De repente, em vez de um problema, o sujeito tem três. O organismo vai se adaptando, e o cara vai parando de sentir vontade de ter relação sexual. Sempre digo que o cara que mora no deserto do Saara não sente muita sede porque, bem, não há água disponível. Então, o organismo se adapta a não precisar tanto daquilo. Da ejaculação precoce o cara passou a ser um brocha. Tirá-lo desse ciclo vicioso é bem mais complicado, pois, enquanto a ejaculação precoce o mantinha sexualmente ativo, a evolução para uma disfunção erétil e de libido tira o sujeito do jogo completamente.

As manobras para aumentar a autonomia funcionam?

Existem algumas manobras que aumentam a autonomia ejaculatória. Elas são aplicadas no caso daqueles pacientes mais conservadores, com episódios isolados de ejaculação precoce, mas que não querem repeti-los e preferem evitar os medicamentos. Por exemplo, quando você está quase ejaculando, puxe o saco ("bolsa escrotal", no jargão médico) pra baixo ou então aperte o períneo, que é aquela área atrás do saco. Essas manobras podem retardar a ejaculação. É um jeito de você "mandar" nela – e não ela em você. O mesmo vale para o aperto da glande (a cabeça do pinto). Ao apertá-la, você reduz a circulação de sangue ali. Mais uma dica: um exercício de masturbação chamado "stop and go", em que você para de se masturbar quando está prestes a ejacular, voltando a se masturbar em seguida e, quando estiver quase ejaculando, torna a parar. Tem também a manobra *edging* ("borda", em inglês): você está ali, transando, e para na borda, troca de posição, aguenta mais um pouquinho, faz outra coisa (volta às carícias das preliminares, por exemplo), tenta resolver mentalmente uma conta matemática (pois é, recorra à criatividade se quiser adiar a ejaculação). Claro que, se frequentemente você precisa recorrer a essas manobras de adiamento do orgasmo, talvez seja necessário procurar ajuda especializada, pra curtir o sexo sem o fantasma da ejaculação precoce assombrando você.

Vale tudo? Práticas sexuais "estranhas"

Refleti muito se deveria ou não escrever sobre práticas sexuais heterodoxas (nome bonito para práticas "estranhas"). Tenho receio de contar algumas e, com isso, suscitar mais curiosidade do que medo, o qual, neste caso, é o sentimento correto. Bom, estamos entre adultos...

Não vejo com bons olhos essas práticas. Sou um médico que gosta de cuidar do homem "médio", aquele que não quer ser o super-homem do sexo. Aquele que quer ter sua vida normal, transando com quem gosta, naquele feijão com arroz bem temperadinho.

Uma dessas práticas exóticas, mais comum do que deveria ser, é enfiar um dispositivo na uretra. Sim, isso supostamente causa prazer. O problema começa com a questão básica de empurrar lá pra dentro as bactérias que moram na saída da uretra. O seguidor no Instagram que me perguntou a respeito disso argumentou que usaria aço cirúrgico, que supostamente diminui a chance de infecção, e com toda a antissepsia adequada. Só que mesmo a nossa manipulação cirúrgica, dentro de um ambiente hospitalar, por profissionais habilitados, não está livre da infecção bacteriana. Péssima ideia. Além disso, o risco de uma lesão de uretra me causa arrepios. Se tem algo que assusta um urologista é uma lesão de uretra. É um caminho sem volta. Após uma lesão dessas, dificilmente o paciente vai voltar a ter uma vida normal. É um caminho complicado, pra dizer o mínimo.

Passando por essa prática bem perigosa, existe um *piercing* chamado Prince Albert. Se você procurar na história, não vai encontrar nenhuma evidência de que o marido da rainha Vitória, o príncipe Albert (1819-1861), usou o *piercing*. Mas o nome pegou. É uma argola que entra pelo meato uretral (o buraco por onde sai o xixi), perfurando a uretra pra baixo. Atendi um paciente que tinha esse *piercing* e queria consertar o estrago, pois ficou um furinho pra baixo, na uretra, fazendo com que o xixi saísse tanto pelo buraco original como pelo criado por ele. Existe uma condição que se chama hipospádia, que é quando o buraquinho do pinto não fica na pontinha, mas embaixo. Quando é pra cima, se chama epispádia. Ou seja, ele criou uma situação patológica, de difícil solução.

E quanto à massagem prostática: é mesmo o "ponto G" do homem? Primeiramente, e desculpem-me os mais assanhadinhos, o tal "ponto G" não existe. Ele é uma situação hipotética, tal qual o cálice sagrado para o rei Arthur. Não existe um ponto específico no corpo humano que serve como o interruptor do prazer. Existem, sim, as zonas erógenas, que podem ser estimuladas e provocadas, mas não são o suprassumo do prazer erótico. Isso é bom e ruim. É ruim porque você vai ter que ser criativo na hora do prazer, e é bom porque você pode ser criativo na hora do prazer!

Você já levou uma bolada no saco durante o futebol? Sabe como essa dor é insuportável, né? Pois saiba que isso é uma prática sexual – e não estou brincando. Tem gente que gosta de tomar chute ou soco no escroto, ou que ele seja pisado. Deram até um nome bonito pra isso, em inglês: chama-se *ballbusting*. Essa prática aparece em alguns filmes: geralmente, quando alguém faz menção ao sexo agressivo, com uso daquelas roupas e máscara de couro e látex, o chute no saco está envolvido. Oras, não à toa a bolsa escrotal está no meio das pernas, protegida de qualquer ofensiva contra nós. O testículo guarda a nossa maior preciosidade, que é o nosso material genético, pronto para ser compartilhado. Provavelmente, todos os homens que estão lendo este livro já sentiram a dor testicular e sabem quão delicado é o escroto (e provavelmente se arrepiaram quando descrevi o *ballbusting*, e os testículos reagiram, contraindo-se. Tô errado?). Os testículos são tão sensíveis que quando você nota que tem algum carocinho ali, qualquer coisinha, um cisto de epidídimo, por exemplo, que é algo benigno e muito frequente, você fica cutucando aquele troço, e isso gera uma inflamação, e aí você começa a sentir dor. Pois é, nem precisa de uma pisada de salto alto num bar obscuro de *bondage* em Nova York para você sentir a dor no saco. Ele já é delicado o suficiente.

A questão dessas práticas "heterodoxas", "estranhas", "incomuns" é a mesma da pornografia. A prática vai escalando até o momento que você percebe (tomara!) que aquilo está ficando perigoso. As práticas que atingem a uretra e o testículo realmente me assustam bastante, porque a repercussão disso pode ser muito grave e, sobretudo, permanente. O caso do paciente que estava urinando pelo buraco do *piercing* ou uma lesão testicular que acarreta a infertilidade são condições graves que vão acompanhar o paciente para sempre, diminuindo a qualidade de vida. Portanto, pense duas vezes antes de se entregar a essas práticas.

Fratura de pênis

Como pode um pinto ter uma fratura, se não tem osso ali dentro? Pois é, isso é algo que acontece com mais frequência do que se imagina. Quem nunca tomou um susto durante uma relação sexual mais "animada", quando erra o caminho durante a penetração e o pinto dá aquela envergada? Esse é o mecanismo de fratura: a envergada do garoto, que pode acontecer na relação sexual, mas também em outros casos. A criatividade, nesse caso, não tem limites, e existem relatos na literatura de fratura de pênis até por rolar na cama de pau duro.

A fratura peniana acontece quando há um rompimento do corpo cavernoso – aquele espaço que se enche de sangue durante a ereção – e saída de sangue para o espaço subcutâneo por rompimento da túnica albugínea. Ou seja, o sangue que estava em alta pressão para manter o pinto duro sai por um buraco e se infiltra embaixo da pele. O resultado é uma berinjela, um pinto roxo e superinchado, porque a pele é um tecido mais fininho do que o corpo cavernoso e não suporta altas pressões sem se dilatar.

Na maioria dos casos, a recomendação é uma cirurgia mesmo, pelo menos para garantir que está tudo bem e evitar complicações. A abordagem cirúrgica imediata oferece uma chance maior de recuperação completa, com diminuição importante do risco de problemas futuros, como disfunção erétil. A cirurgia em si costuma ser simples: o cirurgião desenluva o pênis com uma incisão circular, do mesmo jeito que acontece com a cirurgia de fimose, encontra o buraco e dá uns pontinhos ali. Pronto, resolvido.

Mas nem sempre é fácil – tanto o diagnóstico quanto o tratamento. Às vezes precisamos usar ressonância magnética para diagnosticar a lesão – exame nem sempre disponível. O tratamento deve ser feito logo, porque existe a chance de complicações, como lesão no corpo esponjoso (uretra), o que configura um sinal de mau prognóstico, além de complicações tardias, como disfunção erétil e tortuosidade peniana.

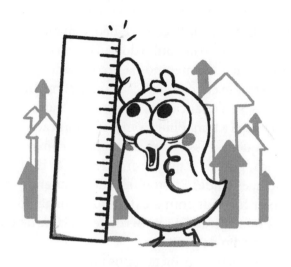

Capítulo 7

Tamanho é documento? O mito do pau grande

Taí a pergunta mais importante deste livro. Não para a urologia, mas para a imensa massa de curiosos ou de homens ansiosos com as dimensões do próprio pênis.

Tamanho é documento se, por exemplo, você for um ator pornô ou um garoto de programa (também conhecido por "profissional do sexo" – profissional, como o nome diz). Aí, sim, mais que documento, é instrumento de trabalho. Só que 99,9% dos homens não são atores pornôs ou garotos de programa.

O pau tem duas funções básicas: fazer sexo e urinar. Se bem que, no caso do xixi, dá para fazer sem pênis, pois homens com câncer peniano precisam amputá-lo. Aliás, aqui vai um recado: trate de lavar direito esse pinto aí, viu? É a melhor maneira de evitar o câncer de pênis. Portanto, sexo é a principal função do pau. Você está conseguindo transar? Tá todo mundo satisfeito? Então tá tudo certo. E não, tamanho não é documento.

Acontece, porém, que o tamanho do pau é uma questão tão recorrente que hoje há casos de pais de meninos já preocupados com isso – isto é, se o tamanho "tá certo", se em comparação com os amiguinhos o pinto dele é o menor de todos, se a criança tem que ir ao pediatra para tratar disso... Tem criança que chega a tomar hormônio, sem indicação, por causa de um suposto "pinto pequeno". Isso é um desrespeito com o amadurecimento natural da criança, porque é na puberdade que as dimensões do órgão genital se definem, entende? E estou falando de criança pré-adolescente, cujos pais estão encanados com a extensão peniana do filho. Acontece que há crianças que entram na puberdade mais tarde e que terão um desenvolvimento tardio da genitália.

Só que existem pais que projetam nos filhos a própria ansiedade com relação ao tamanho do pinto – o que, mais tarde, vai resultar em adultos disfuncionais. Quer dizer, os próprios pais botam na cabeça da criança essa obsessão com um pinto "grande" ou "normal", sem se dar conta de que esse menino pode se tornar um adulto também obcecado com a extensão do próprio pau. Daí, meu amigo, é um passo para o cara ter problemas com ereção.

Existe uma tabelinha de desenvolvimento da puberdade chamada "Estágios" ou "Escala de Tanner". Ela foi criada por um pediatra britânico chamado James Mourilyan Tanner (1920-2010) e mostra em que estágio da puberdade o adolescente se encontra. Segundo essa escala, o aumento do pênis só começa depois do segundo estágio. Primeiro surgem os pelos pubianos – popularmente conhecidos como "pentelhos" – e aqueles das axilas, e apenas depois disso é que a genitália se desenvolve. Se um menino entra na puberdade, por exemplo, aos 10 anos, o pênis dele se desenvolve por volta dos 12. Já naquele que começa aos 13, o pênis só vai se desenvolver aos 15. É nesse momento que costumam aparecer os sintomas da obsessão dos pais, que se mostram ansiosos com a extensão do pênis do filho, já que a criança (ainda é criança, viu?) já tem pentelho, mas não teve tempo de seu pinto se desenvolver.

O pinto se desenvolve como qualquer outro órgão do corpo humano. Aliás, ele é isso, e não mais que isso: um órgão do corpo humano (masculino, no caso), com funções específicas. Como cada corpo é um corpo, ele também tem características próprias em cada indivíduo. Não tem gente que tem nariz grande? Ou dedo grande? Ou joelho grande? Não tem gente que é alto? Ou que é loiro? Ou que é moreno, negro, ruivo ou asiático? Com o pinto não é diferente: ele também tem suas particularidades, conforme uma série de fatores – inclusive culturais, que relativizam a questão do tamanho.

Claro que fatores estritamente biológicos contam. Se o adolescente tiver muito hormônio feminino – o estradiol – durante a puberdade, sua testosterona terá dificuldade de atuar como deveria. O estradiol é o principal hormônio sexual da mulher, produzido sobretudo nos ovários, mas ele está presente também no homem e é gerado em menor quantidade pelos testículos e pelo tecido gorduroso. Se o estradiol do adolescente estiver muito alto, os caracteres sexuais secundários masculinos – aumento e escurecimento peniano, crescimento de pelos etc. – serão inibidos. Isso, em geral, é causado por má alimentação. Ou seja, é reflexo da dieta que o adolescente tem em casa. Então, aqui a equação é fácil de resolver: se os pais mantêm uma alimentação inadequada do filho adolescente, logo ele poderá ter problemas com a puberdade. Portanto, se a alimentação for saudável, os hormônios vão agir naturalmente, junto com os caracteres sexuais secundários.

Agora já falando dos adultos, tamanho não é documento porque, na verdade, ele quer mesmo é ter um pau maior que o de um outro cara. Ele quer impressionar mais os amigos do que alguma parceria. Quer tomar um Viagra pra ficar com o pau envernizado, duraço, mais pra ele mesmo do que pra outra pessoa. Tá, tudo bem, quer entrar numa competição de paus? Beleza, mas isso não pode tirar de você o foco do que realmente importa.

A grande questão é: além do tamanho, o que mais ele pode oferecer? Quer dizer, qual é a capacidade ou habilidade dele de obter e proporcionar prazer? Pequeno, médio ou grande, qualquer pênis pode ser prazeroso. Claro que o médio – que tem esse nome justamente porque é a média, é a maioria – favorece mais posições durante a relação sexual. O bom mesmo é ser da tropa do pau médio. Mas nem isso é um obstáculo para as outras extensões do pinto. Aí é que entra o diferencial da experiência, introduzindo a imaginação, a generosidade, a criatividade, o afeto, a inteligência emocional, a sensibilidade, enfim, tudo aquilo que vai muito além da simples penetração para proporcionar um sexo gostoso.

Entre os homossexuais, a questão da comparação e do tamanho está igualmente presente, na verdade até piorada, algo que eu não tinha notado até um dos meus pacientes me dizer. Afinal, são dois homens que convivem sexualmente, então, se um homem já tem aquela preocupação, imagine quando isso é passível de comparação com um parceiro. Bem complicado. Tive um paciente que se submeteu ao preenchimento peniano porque o namorado dele tinha um pênis muito grande, ambos frequentavam uma praia de nudismo e o contraste, digamos, ficava evidente. "Doutor Rafael", ele me disse, "eu não tenho muito problema com isso, não, mas é que, comparando com o meu namorado, fica um negócio diferente". Então ele me procurou para "corrigir" a diferença.

Ainda entre os homossexuais, quanto às comparações, existe a questão da ansiedade gerada pela ereção. No caso dos homens, a excitação genital é mais visível ou indisfarçável. Porém, cada um tem seu tempo, e um pode ficar de pau duro mais rápido que o outro – o que pode gerar suspeitas ou até convicção de desinteresse sexual ou de desamor. Muitas vezes, porém, é só uma questão de respeitar o corpo e o tempo do parceiro. Somos humanos, afinal. E cada um é um.

Por que pau duro tem um tamanho legal e quando mole é tão pequeno?

Durante a maior parte da minha vida eu pensava que os homens eram sexualmente infelizes por causa do tamanho do pau duro que eles tinham. Desde que criei minha conta no Instagram, em outubro de 2022, comecei a notar certos comportamentos diferentes. E um deles foi a insatisfação das pessoas com o pau mole. Ou seja, a grande maioria, se não a totalidade dos homens, está satisfeita com o tamanho do pau duro e insatisfeita com o pau mole que tem. Claro, quando está mole ele fica mirrado, desanimado, pequenininho. Mas quando endurece fica vistoso, grosso, olhando pra cima. Quer dizer, quando está mole, ele é assim mesmo, tímido, diminuto, retraído, cabisbaixo, triste. Quando está duro, é altivo, esperto, forte, corajoso. Então há uma enorme diferença entre pau mole e pau duro. Pode parecer óbvio, mas pra muitos homens não é.

E por que é assim? Quando está mole, o pinto fica entre as pernas, no meio delas, protegido pelas coxas. O aparelho reprodutor masculino como um todo, aí incluindo o saco com os testículos, além do pinto, é o órgão mais nobre do corpo masculino. Quando eu era estudante de medicina, queria me especializar em cardiologia. Só que entendi que o órgão nobre não era o coração, mas outro, protegidinho entre as pernas. O pau mole fica assim exatamente pra não virar um alvo. Quando você contempla a estátua de Davi, de Michelangelo, o pinto dele parece pequeno, discreto. É que o herói vai cair na porrada com o gigante Golias. Você consegue imaginá-lo nu, lutando contra o inimigo, de pau duríssimo? Já pensou que alvo fácil ele seria? Então, agradeça por seu pinto mole pequeno, porque assim ele não é um alvo, não está ou está menos exposto a acidentes de toda ordem. Isso é uma vantagem evolutiva! Quando está duro, ele mostra a que veio – que é o que realmente importa.

Uma das principais causas de angústia para os homens, porém, é o bendito tamanho do próprio pinto – sendo que 99% deles têm o pau mole pequeno. Quer dizer, ele só fica grande quando excitado. Mas, se o sujeito é tão encanado assim com o tamanho do pau, há recursos químicos para aumentar seu volume, como o ácido hialurônico – usado no preenchimento facial –, que deixará o pênis um pouco mais recheadinho, tipo meia-bomba. E mais recentemente apareceu o Botox com esse intuito. Paralisando os músculos, o Botox evita a retração do pau. Sabe quando você entra no mar gelado, que deixa aquela tripinha dentro da sunga? Bom, eu pego onda no mar gelado do Rio de Janeiro, sei bem como funciona isso...

Tô na média?

Toda vez que abro a caixa de mensagens do Instagram, salta esta pergunta: "Doutor, eu tenho tantos centímetros. Tô na média?". Se eu lhe disser que sim, você vai acreditar? Recentemente fiz um preenchimento peniano num paciente, mesmo depois de eu lhe dizer que ele estava acima da "média", e o cara não acreditou em mim de jeito nenhum. Mas peraí. Por que você quer saber se está ou não "na média"? Para que serve isso? Qual é a função, a utilidade disso? Não serve pra nada.

Para saber se está "na média", você teria que medir esse pinto. Só que ninguém sabe medir o pau. A grande dificuldade dos pediatras e cirurgiões pediátricos para diagnosticar um micropênis ou um pênis embutido vem exatamente da dificuldade técnica de medir um pênis. Então, se até eles não sabem medir o pênis, imagine os leigos. A única situação em que a medição do pau realmente importa é quando se implanta prótese peniana, para escolher o tamanho dela. Nesse caso, são feitas duas medições: uma antes e outra durante a cirurgia, para que a prótese seja ajustada com o tamanho correto. E mesmo essa medição não serve para bater o martelo sobre tamanho do pênis, já que a medida é feita desde o púbis até a metade da glande (e não até a ponta dela). Até por isso eu duvido de algumas matérias jornalísticas que divulgam "a média dos brasileiros" ou "qual país tem a maior média". Quem mediu esses pintos? Já mediram o seu? Duvido.

E, mesmo que saiba medir seu pênis, você não ficará satisfeito com o tamanho dele – sejam lá quais forem as medidas que ele tiver. Tem gente insatisfeita com pinto de 13, de 15 centímetros ou mais. Sempre achando que está pouco. Qual é o objetivo dessa fissura toda com o tamanho, afinal? Frustração? Achar que poderia ter dois centímetros a mais? Tá, você aumenta seu pau em dois centímetros. O que muda efetivamente? Nada. Você não terá nem proporcionará mais prazer por causa de dois centímetros a mais. É bem capaz de, depois de uma semana, querer aumentar mais dois centímetros...

Testosterona e clitóris

"Já sei. Vou usar testosterona pra aumentar meu pinto. Conheço uma mulher que usou testosterona e o clitóris dela aumentou. Então comigo vai funcionar também. Sou um gênio!"

Realmente o clitóris aumenta em algumas mulheres quando existe esse aumento de testosterona, usada principalmente pelo pessoal da maromba – com bastante reclamação delas, inclusive. Mas isso não acontece nos homens. Porque, na verdade, já aconteceu. A diferenciação física entre mulheres e homens se dá exatamente pelo aumento da testosterona na puberdade.

Na adolescência, os homens são inundados por testosterona, e os níveis ficam ali por volta dos 500 nanogramas por decilitro (ng/dL), em média, pro resto da vida. As mulheres nunca ultrapassam 50 ng/dL durante a vida toda. Então, enquanto os homens já saturaram seus receptores, ou seja, já encaixaram as chaves nas fechaduras disponíveis, as mulheres ainda têm muita fechadura pra pouca chave. E o clitóris é um local receptor de testosterona. Assim como as cordas vocais e o couro cabeludo. Então, além de o clitóris aumentar, a voz pode engrossar, o cabelo pode cair e até a mandíbula pode ficar quadrada – características tipicamente masculinas.

A questão, então, não é sobre a testosterona em si, mas sim sobre a cronologia desse aumento repentino. Enquanto nos homens acontece aos 12, 13 anos, em média, nas mulheres depende de quando elas usarão essa testosterona, numa máquina que nunca teve testosterona disponível circulando.

A teoria (de boteco) do joelho

Quando a gente entra na puberdade, entre os 12 e os 14 anos, mais ou menos, aparecem os chamados "caracteres sexuais secundários", que já mencionei, mas não custa repetir: crescimento do pinto, aumento do saco, surgimento de pelos pubianos e nas axilas, a barba e o bigode começam a aparecer, a voz vai engrossando. Para reconhecer essa evolução é que existe a "Escala de Tanner", da qual já falei.

Entre esses critérios há o do escurecimento do pênis – que é esperado durante o desenvolvimento dos caracteres sexuais secundários masculinos (há os que escurecem mais e os que escurecem menos). Mas, sobre a cor do pau, tenho uma teoria de boteco: ela equivale à cor do joelho. Então, se você está interessado em saber a cor do pinto de alguém, é só checar a cor do joelho dele. Isso não é uma teoria científica. É apenas uma observação empírica, no meu cotidiano como urologista. Fica a dica para futuros pesquisadores...

Para o urologista, existe pinto bonito?

E aí? Urologista faz avaliação estética de pinto? Para ele, tem pau bonito e pau feio? Olha, a gente acha todos os pintos feios, tá? Inclusive o meu. Pinto é um troço feio pra danar, e não tem como correr disso. Então não precisa ficar com vergonha de mostrar seu pinto para o urologista, viu? Ele sempre vai achar todo pinto desanimadinho, sem graça, uma tripa seca. A gente só acha um pau bonito quando ele está sendo operado. Quando fazemos, por exemplo, uma cirurgia de fimose, daquelas que dão um trabalho danado, olha para o serviço depois de terminado e diz: "Mas ficou uma beleza, hein?". Não se engane, porém: não estamos elogiando o pinto, mas o próprio trabalho. Para nós, urologistas, não tem essa de pinto feio ou bonito, grande ou pequeno. O que importa é que ele – e, portanto, você – esteja bem.

Se você quer uma resposta, digamos, mais objetiva, o "design" peniano leva em conta dois aspectos: estética e funcionalidade. O principal, porém, é a funcionalidade. Quanto à estética, ela faz parte de um conjunto, porque o pinto não está separado do corpo e do emocional. Se o conjunto da obra é bonito – ou seja, o cara é gente boa, simpático, empático, generoso –, a aparência do pinto perde relevância e ganha em singularidade. Ou seja, para a parceria sexual, a ideia que fica é: "Esse pinto, do jeitinho que é, é do homem que eu gosto – e eu gosto dele, do homem e seu pinto, do jeito que eles são".

Todo pau é torto?

Cara, pau tem vida própria: quando você quer mostrá-lo para alguém, ele encolhe; quando você não pode mostrá-lo pra ninguém, ele fica duro; e ele escolhe o lado para o qual quer ficar. Não tem solução. Você pode fazer o que quiser, mas seu pau é que vai escolher se dobra pra esquerda ou pra direita. O jeito é respeitar a natureza e não ficar desconfortável com isso.

Abri uma enquete no Instagram perguntando pra que lado os pintos dobram. E aí constatei que mais de 70% dos homens têm os pintos dobrados pra esquerda. Isso não tem valor científico. Foi apenas uma sondagem de rede social. Mas já procurei uma explicação para esse percentual, e nunca encontrei nada na literatura médica que corroborasse essa minha constatação empírica. Então desenvolvi mais uma teoria de boteco para esse fenômeno: ela solenemente se chama "teoria do desembainhar da espada". Segundo essa minha teoria, a maioria das pessoas é destra. Quando elas têm uma espada, guardam a arma do lado esquerdo, para desembainhá-la com a mão direita. Assim é com o pinto: na hora do combate, a maioria dos homens saca a arma com a direita. Pode não ter nenhum fundamento, mas taí um bom assunto para animar a cervejada de sexta-feira.

Tenho que tratar pau torto?

A primeira e mais importante questão é a seguinte: com esse pau torto, você consegue transar? Se a resposta for sim, então vá curtir a vida, cara. Se a sua tortuosidade peniana não for tão acentuada, a ponto de impedir a penetração, não é preciso fazer nada. Simples assim. "Mas, doutor, eu gostaria de fazer alguma coisa, o que dá pra fazer?", você poderia me perguntar. Olha, cirurgia para "desentortar" o pênis tem certa complexidade. O grande problema de você desentortar o pênis, fazendo uma plicatura lateral, chamada técnica de Nesbit, é a redução do pau. Ela se aplica quando essa curvatura é congênita – isto é, você nasce com ela. Geralmente são pênis muito grandes. Nesses casos, os pacientes vão se beneficiar da plicatura lateral.

Agora, tem a tortuosidade adquirida ou doença de Peyronie, em geral em decorrência de microtraumatismos que causam placas de fibrose que entortam o pinto pro lado delas. São pacientes que normalmente têm paus de tamanho mediano e que não vão se beneficiar da plicatura, por causa da redução do pênis. Nesse caso, recomendo a eles que segurem a onda, transando com o pau torto mesmo. Uma solução, caso isso seja um obstáculo para a relação sexual, é a cirurgia de enxerto, ou mesmo a prótese peniana (que no fim das contas costuma ser a melhor opção). Aliás, para os que sofrem da doença de Peyronie associada ao diabetes, por exemplo, automaticamente a indicação é a prótese. Hoje há novas tecnologias, como a das células-tronco, a *shockwave*, e outras técnicas que até o momento em que este livro estava sendo escrito não se mostraram tão promissoras. A Peyronie aparece geralmente após os 40 anos, e pode ser percebida rapidamente, à medida que surge. Enquanto a placa de fibrose está imatura, ali entre um ano e um ano e meio, o paciente ainda sente um pouco de dor. Mas, quando a placa amadurece, a tortuosidade estaciona. Ou seja, ela não piora. Então, se você consegue transar sem maiores problemas, apesar da tortuosidade, deixe como está.

E se você tem uma tortuosidade leve e gostaria de corrigi-la, por uma questão simplesmente estética, pode fazer o preenchimento peniano naquele lado mais côncavo, digamos assim, o que dará a impressão de um pênis mais reto. Isso não o desentortará por completo, mas pode diminuir seu incômodo com a forma dele.

Grossura *versus* comprimento

Minha experiência com o canal no Instagram mudou muito minha avaliação do comportamento dos caras em relação ao seus próprios pintos. Uma dessas mudanças foi quanto à questão da grossura *versus* comprimento.

Sobretudo quando somos mais jovens, domina aquela ideia de que o pau tem que ser comprido. Mas a grande verdade é que o prazer é proporcionado muito mais pela circunferência – isto é, a grossura – do que pela extensão (comprimento).

Para aumentar a extensão não há nenhuma solução realmente satisfatória, pelo menos até hoje. O que existe é uma técnica cirúrgica chamada "liberação do ligamento suspensor", que é um mecanismo que faz o pinto olhar pra cima. O cirurgião corta esse ligamento, e você tem um ganho de um, no máximo dois centímetros de comprimento. Mas não vale a pena um ganho tão modesto diante do fato de que seu pênis, mesmo duro, olhará pra baixo. Quer dizer, você ganha até dois centímetros de comprimento, mas perde aquele pênis animado, altivo, de cabeça erguida. Afora isso, se você tiver sexo com mulheres, o principal ponto de prazer delas, que é o clitóris, é estimulado pela parte pubiana que será cortada pela cirurgia. Você terá um espaço que não atritará a principal área do prazer erógeno feminino. Portanto, seu pinto até pode ficar bonito, bem ao seu gosto, mas ficará nisso: só pra ver mesmo. O prazer da sua parceria não entra nessa conta. Para piorar, a cicatriz fica larga, feia. Eu mesmo não faço essa cirurgia e não indico. Um paciente meu teve um ganho real (fez com outro urologista), mas mesmo assim achei que não valeu a pena.

Em compensação, hoje há uma solução muito boa para quem quer um pau mais grosso: o ácido hialurônico, que já mencionei, usado no preenchimento facial, mas também em outras áreas, como a bunda. Com esse preenchimento (também chamado de "harmonização peniana", que é um péssimo nome), é possível aumentar a circunferência do pinto – o que amplia o prazer –, recomendável em casos em que ele é tão comprido quanto fino. Tive um paciente cuja esposa ficou mais "larga" após o parto dos dois filhos deles. E ele estava muito frustrado, porque quanto mais excitada ela ficava, pior era o ato sexual. Ela tinha que ficar concentradíssima para o pinto não acabar escapando. Depois do ácido, eles estavam fazendo uma segunda lua de mel. E digo uma coisa, não foi o meu melhor trabalho, achei que ficou irregular, meio feioso. Por isso que o nome "harmonização peniana" não faz muito sentido, prefiro "preenchimento peniano".

Esse recurso tem uma grande vantagem. Ele é como corte de cabelo: não gostou, cresce de novo. Só que, em vez de crescer, o efeito do ácido hialurônico passa depois de um tempo, e aí seu pinto volta à circunferência de antes. A desvantagem é justamente essa: o efeito passa. Esse produto é caro, sem contar que ele só pode ser aplicado por um profissional, que também tem que ser pago, e o procedimento não é coberto pelo SUS nem por plano de saúde.

Até existem substâncias de efeito permanente, como o metacrilato – ou PMMA –, mas optar por esse recurso é a pior decisão que você pode tomar, pois, se não gostar ou se arrepender, ou se cansar do novo formato do seu pau, será preciso se submeter a uma cirurgia complexa. E não é só isso. Outro problema é que o PMMA se desloca e pode produzir verdadeiras aberrações no seu pinto, além de ser um risco para infecções pelo resto da sua vida. Aliás, a Sociedade Brasileira de Cirurgia Plástica contraindica esse material, especialmente se aplicado no pênis. Então não é uma boa ideia. Aliás, sou mais radical: recomendo que não faça essa aplicação, de jeito nenhum.

E se você se decidir pelo preenchimento peniano, faça esse procedimento com um médico, de preferência urologista. Por que os biomédicos e os farmacêuticos não são recomendáveis para fazer esse trabalho? Quando se faz preenchimento peniano com ácido hialurônico, espera-se uma reação inflamatória que faz com que as moléculas dessa substância se juntem, absorvam água e provoquem o "inchaço" do pênis. A reação inflamatória não só é esperada, como desejada. Só que há pacientes que podem ter alguma complicação, como em qualquer procedimento. Essas pessoas precisam de supervisão médica, inclusive com eventual prescrição de antibiótico, corticoide, antialérgico e anti-inflamatório. Só médicos podem tratar as complicações derivadas do preenchimento peniano, pois são os únicos que, além de saber usar, podem prescrever os medicamentos necessários. Isso sem contar as questões especificamente cirúrgicas, que apenas um cirurgião pode resolver. E quem entende de anatomia peniana é o urologista.

O preenchimento é feito debaixo da pele do pênis, após uma camada de musculatura lisa que se chama "fáscia de dartos" ou "túnica dartos", que fica entre dois tecidos subcutâneos: um mais superficial, outro mais profundo. O ácido hialurônico é injetado nesse tecido mais profundo. Isso minimiza bastante o risco de uma necrose de pele. Então, para não errar ao injetar o ácido, só mesmo um especialista em pinto.

O freio do pinto

Taí um dos nomes mais equivocados para uma parte do corpo humano: "freio do pinto". Ao contrário do que diz o nome, ele não "freia" nada. Movidos pelo imaginário popular, muitos homens querem tirar o freio porque acreditam que ele impede que o pênis alcance o máximo da ereção. Assim como muitos culpam a fimose pelo mesmo fenômeno. Doce ilusão.

Na verdade, o freio é uma pele que liga o prepúcio àquele buraquinho por onde sai a urina. O freio, coitado, não causa nenhum problema. Cortá-lo não mudará nada. Claro, há os que têm o freio mais curto, que acaba machucando. Mas isso é muito raro. Se mesmo assim quiser tirá-lo – seja porque incomoda, seja por razões estéticas –, você pode pedir ao urologista que faça essa cirurgia, que é muito fácil: com anestesia local, no consultório mesmo, coisa de meia horinha, com recuperação rápida, em poucos dias.

Uma pergunta frequente é se, durante a cirurgia de postectomia, pode ser feita também a cirurgia de freio. Não só pode, como a retirada do freio é parte inerente à cirurgia de circuncisão (daqui a pouquinho vamos falar dela). Só não se aventure a fazer isso sozinho. Existe uma pequena artéria que passa dentro do freio, e, se cortada inadvertidamente, sairá um jato de sangue até o teto – e vai deixar você apavorado.

Limpando corretamente

Lave o pinto! Lave o pinto! Lave o pinto! Desde criança a gente deveria ouvir essa ordem, do mesmo jeito que nos mandavam lavar as mãos. O Ministério da Saúde vive fazendo campanhas pela limpeza do pau. Ela é importante – e muito simples – para evitar o câncer peniano, que é o mais agressivo e mais triste que já vi em minha vida. É preciso fazer uma cirurgia – chamada "penectomia" ou "falectomia" –, que nada mais é que cortar o pênis fora (eu mesmo já cortei alguns). E ainda assim o paciente evolui mal, porque o câncer ataca os linfonodos inguinais, que vão crescendo, e ele morre quando esses linfonodos com metástase invadem os grandes vasos. Então, geralmente é uma morte triste, feia, além de fazer o sujeito perder o pinto. E tudo isso pode ser evitado com a simples lavagem dele, debaixo do chuveiro, durante o banho, usando apenas água e sabonete, além de outros cuidados, como fazer a cirurgia de fimose (se tiver fimose mesmo) e retirar as verrugas que aparecerem.

Aí vem o exagero. Na cultura brasileira, banho diário é algo central. Sobretudo em lugares mais quentes, há quem tome dois, três, até quatro banhos por dia. Tem cara que lava o pinto em todos esses banhos. Isso é ruim, porque há toda uma microbiota fúngica e bacteriana convivendo em harmonia ali. Agora imagine passar água e sabonete nessa área duas, três, até quatro vezes ao dia, removendo bactérias que fazem bem, que estão ali para equilibrar o seu organismo, que disputam o alimento com o fungo que também está ali. Que alimento? Açúcar. Esses bichos adoram! É a substância energética básica para todos os organismos vivos. Se você lava o pinto demais, o que acontece? Você desequilibra a quantidade de organismos que moram nele, causando a famosa candidíase.

Então é isso, doutor? Candidíase é causada por excesso de higiene? Exatamente. Os pacientes acham que aquele sebinho – chamado "esmegma" – que fica debaixo do prepúcio é sujeira, imundície, falta de lavar. E aí lava mais ainda. Acontece que, quanto mais lava, mais sebo aparece. O excesso de lavagem vem acompanhado de vermelhidão, inchaço e dor. Ou seja, você causa uma reação inflamatória de tanto lavar esse pinto.

A dica para a higiene do pau é a seguinte: você vai lavá-lo uma – e não mais que uma – vez por dia, com toda a delicadeza do mundo. Não precisa sair esfregando tanto esse pinto aí. E se você perceber o tal sebinho acontecendo, pode ser que uma reação inflamatória esteja acontecendo ali também. Deixe melhorar. Deixe a sua pele cicatrizar. Quando isso acontecer, você poderá lavar um pouco mais. Sempre com delicadeza.

Tão importante quanto lavar é enxugar. Então, vão aqui mais duas dicas. Depois de tomar banho e de fazer sexo, você vai ter que secar esse pinto. E a partir de agora o papel higiênico é seu melhor amigo. Terminou o banho, enxugue com a toalha e finalize com o papel higiênico. Depois de transar, pare com essa mania de esfregar o pinto como se fosse uma peça de roupa, porque você já o esfregou bastante durante a relação sexual, e não faz o menor sentido esfolar seu pau, que já está irritado, com um sabonete. Então deixe seu pinto quietinho. No máximo, passe uma água geladinha nele.

Fimose, circuncisão, postectomia...

Os judeus e os muçulmanos concordam em uma questão: os dois têm a circuncisão como regra. Nos judeus, ela acontece aos sete dias de vida, e na primeira vez que eu vi fiquei impressionado com a facilidade e a excelente recuperação. Não precisa dar nem um ponto. Passei a defender essa prática entre meus amigos que teriam filhos. A controvérsia é que talvez esses meninos não tivessem fimose, e que por isso seria uma cirurgia desnecessária. Entendo a discussão, mas a cirurgia traz benefícios até com relação a infecções sexualmente transmissíveis – ISTs (antes "doenças sexualmente transmissíveis" – DSTs). Além disso, esse paciente que não tem fimose quando adulto jovem pode vir a ter fimose no futuro. O simples fato de a pele recobrir a glande pode ser o motivo de uma balanite de repetição ("balanite" é a inflamação da glande), que de tão frequente pode gerar uma cicatrização que fecha de vez a pele do prepúcio, de modo que impede a glande de ficar exposta. Na dúvida, recomendo a postectomia em crianças.

A perda da sensibilidade acontece apenas no dia a dia, quando há uma maior epitelização pelo fato de a glande estar sempre exposta. Mas na hora da relação sexual não há perda nem prejuízo. Um famoso estudo com grande quantidade de pacientes que realizaram a postectomia atestou que a tal "perda de sensibilidade" era uma queixa subjetiva, relacionada muito mais a outras questões do que à sensibilidade propriamente dita, como "expectativa estética", "arrependimento" e outros tipos de queixas. Existe, sim, uma diferença, e às vezes o caminho para entender o "novo" pode ser mais complicado. Se esse é seu caso, pense nisso. O caminho deve ser percorrido para chegar a um novo jeito de ter prazer, mas pode ter certeza de que hoje você é mais saudável que ontem, sem a cirurgia.

E não me venha com a besteira de que a criança "não decide" se quer ou não fazer, e que portanto seria uma mutilação. Até porque, se depender da vontade da criança, ela não come legume e não vai pra escola. Então essa é uma discussão que simplesmente não faz sentido.

A postectomia, hoje, tem várias técnicas e aparatos tecnológicos. Antes era feita apenas com bisturi, e o pós-operatório era realmente chato. Hoje fazemos o corte com laser de CO_2 e temos até um aparato que parece um saca-rolha de pinto, diminuindo bastante o tempo cirúrgico e melhorando muito, mas muito mesmo, o desconforto do pós-operatório. Um paciente meu queria voltar a malhar três dias depois da cirurgia, mas aí já é demais! Mandei ver a série do Ayrton Senna na Netflix.

E a postectomia, uma das cirurgias mais antigas da humanidade, ocupa um novo espaço nesse campo recém-desbravado que é o da estética genital. Ela própria é uma cirurgia que pode ser apenas estética, além de funcional. Porque a fimose mesmo só acontece quando a glande não fica exposta para a correta higiene. E aí a cirurgia é indicada pelo urologista. Mas o paciente pode não ter fimose e querer fazer a postectomia. Para isso damos o nome de plástica balanoprepucial. Repito, esse paciente se torna mais saudável do ponto de vista urológico.

Dois dias antes de escrever este trecho do livro, fiz duas postectomias em pacientes com fimose – fimose mesmo, daquelas brabas. Enquanto estava para escrever estas linhas, eles fizeram a troca do curativo (deixo sempre as primeiras 48 horas sem mexer) e estavam bem. Excelente! Mas quero trazer esses dois casos aqui, que considero icônicos, para ampliar a discussão sobre a cirurgia.

O primeiro paciente, de 30 anos, tinha a fimose clássica desde criança: nunca conseguiu expor a glande, e portanto nunca conseguiu lavá-la. Inclusive, já estava com dificuldade para urinar. Após a incisão, e consequente exposição da cabeça do pinto, a situação era catastrófica. Muita inflamação, uma pele toda grudada e machucada. Ouso dizer (mas não posso comprovar) que ele estava caminhando para um câncer de pênis. Fazia muito tempo que eu não via um pinto tão machucado assim. A cirurgia foi complicada, e tive que refazer a anatomia da glande, porque ela estava escondida dentro daquela maçaroca. O laser de CO2 me ajudou, e muito. A técnica convencional seria mais complicada, e a recuperação, muito pior, sem dúvida. Aí você me fala: "Beleza, doutor, é óbvio que esse precisava operar".

O segundo paciente tinha seus 40 e poucos anos. Nunca tinha tido fimose. Mas estava acima do peso, com excesso de pele que nunca havia causado problema nenhum, até os últimos quatro anos, quando começou a ter as "balanites de repetição", que produzem vermelhidão, fissuras, rachaduras que atingem desde a glande até o prepúcio. E aí, de repente, aquela inflamação vira cicatrização, e ele não consegue mais expor a glande. Depois de velho. Sim, ele tinha uma fimose adquirida! E, para uma fimose de pouco tempo, a pele estava terrível também. Dois pacientes com o mesmo problema, com o mesmo aspecto, mas com origem diferente.

A fimose em si é uma doença chata, que piora demais a qualidade de vida. O rei Luís XVI, que governou a França de 1774 a 1791, era um conhecido portador de fimose, tinha muita dificuldade na hora das relações sexuais. Existe um artigo no *The Journal of Urology*, veículo da Sociedade Americana de Urologia, que trata do tema: "The sexual dysfunction of Louis XVI: a consequence of international politics, anatomy, or naïveté?", que indica que o casamento com Maria Antonieta só foi consumado depois de três anos. Dados conflitantes indicam que ele foi operado, mas outros contradizem o procedimento. Acabou que os dois foram para a guilhotina (calma, aí não tô botando a culpa na fimose... Não por isso).

O maior desafio do mundo masculino

Opinião do doutor: qual é o maior desafio do mundo masculino? É um desafio que atinge dez em cada dez homens, que faz você esquecer tudo que existe e focar apenas a resolução daquele problema, que aparentemente parece impossível de ser resolvido. Pau mole? Ejaculação precoce? Nada disso: mijar de pau duro. É uma dificuldade tremenda! Você não consegue nem sentado nem em pé, nem naquela posição Michel Jackson no clipe da música "Smooth Criminal", de 1987 – inclinado pra frente –, tem que segurar o jato pra não espirrar fora do vaso... Enfim, é um problema insolúvel. Trato de câncer peniano e de doenças sexualmente transmissíveis, faço cirurgia de fimose ou de "harmonização" do pênis, ajudo o sujeito a recuperar a ereção, mas nisso de mijar com pau duro não tenho mesmo como ajudar.

Já notou, além da mira, a dificuldade de mijar depois de gozar? Ou mesmo de pau duro? Parece que tem alguma coisa bloqueando o xixi, não é mesmo? Pois a questão é exatamente essa. A anatomia do nosso pinto consiste basicamente em três bastões competindo pelo espaço ali, como se fosse um triângulo invertido, ou seja, com a base em cima e a ponta embaixo. Em cima ficam os corpos cavernosos, que são os bastões que se enchem de sangue e fazem a ereção acontecer. E embaixo fica o corpo esponjoso, que é a uretra, por onde passam o xixi e o líquido espermático. Quando o pau está duro, há uma compressão desse corpo esponjoso, ou seja, da uretra, diminuindo o espaço para a passagem do xixi. Então, além de mira a *laser*, precisamos de paciência até aquele jato fino de xixi esvaziar completamente a bexiga.

Ereção em hora inconveniente

Já percebeu que o pau tem vida própria? Na grande maioria das vezes, ele gosta de ligar a seta pra esquerda, fica esperto quando ninguém o chama, desanimado quando o queremos bem alegrinho, exibido quando precisamos que ele fique escondidinho... Sem contar, claro, que pode estar duro quando estamos com vontade de mijar. Vai entender...

E o que fazer quando você tem uma ereção, por exemplo, no consultório médico? É uma situação incomum, mas pode acontecer. O urologista tem que examinar você, por isso ele pega no seu pinto, no seu saco, faz exame de hérnia, enfia o dedo, uepa... Essa manipulação toda pode provocar uma ereção. E aí? O urologista vai ficar bolado com você? Ele vai xingar você, vai lhe dar um esporro, botar você pra fora? De forma alguma.

Olha só: pau fica duro. É da natureza dele. Não tem jeito. Não é porque ele endureceu que você ficou com tesão pelo médico. Até porque a situação de um exame urológico não é nada sensual. Veja: às vezes, no ônibus, acontece de seu pinto endurecer, sem nenhum motivo aparente. Então, pra nós, urologistas, ereção é algo absolutamente natural. A gente espera o pênis do paciente amolecer e aí faz o que tem que fazer. Simples assim. Agora, se o pau contasse uma piada ou botasse um ovo, aí, sim, seria uma surpresa danada. Isso eu nunca vi. Mas ereção na consulta ou no tratamento urológico, nenhum problema.

Às vezes é preciso que o pinto endureça mesmo. Quando falei sobre correção de tortuosidade peniana congênita – isto é, aquela em que o cara já nasce com o pinto torto –, parte da cirurgia é deixar o sujeito de pau duro. E como fazer isso? O médico injeta soro no corpo cavernoso, inflando-o mesmo, como uma bexiga. Assim é possível ver onde está a tortuosidade dele, marcando com uma caneta dermográfica – usada por cirurgiões – onde o pênis será corrigido. Aliás, há um exame chamado "teste de ereção farmacológica", que é a injeção de substâncias vasodilatadoras no corpo cavernoso, para o médico fazer uma ultrassonografia com Doppler (aquele exame que avalia se os vasos sanguíneos estão saudáveis) e, assim, ver se está tudo bem, e até para poder propor um tratamento injetável para a disfunção erétil. Um tratamento excelente, diga-se de passagem. Portanto, até por iniciativa do próprio urologista, seu pau pode ficar duro. Para o médico, isso nunca foi, não é e jamais será um problema.

Ereção matinal

Há um grande mito sobre a ereção matinal, também conhecida por "tesão de mijo", quando você acorda com um misto de pau duro e vontade de urinar. Aí muitos homens se preocupam quando não têm esse tipo de ereção. Mas ela deve ser encarada de outra forma. Não se preocupe se seu pênis não endurece logo de manhã. Fique tranquilo, também, se acontecer – o que é mais positivo que negativo. Se não aconteceu, é provável que você simplesmente não percebeu, porque ela "veio" durante o seu sono. O que acontece é um pico de testosterona de manhã, que causa a ereção matinal. É um fenômeno natural do corpo, entende? Mas ela não é necessária ou indispensável pra dizer que tá tudo bem, em termos de equilíbrio hormonal masculino no seu corpo. Quer dizer, não é pela ausência de ereção matinal que você deve sair correndo atrás de reposição hormonal. Pelo contrário. Geralmente, você tem que pensar o seguinte: se eu tenho ereção matinal, ótimo, está tudo bem. Se não tenho, bom, não quer dizer absolutamente nada.

Ereção em "cadeirantes"

Começo essa parte dizendo que o termo "cadeirante" não é o mais correto, mas vou utilizá-lo para ser mais didático. Quando a gente pensa em alguém usando uma cadeira de rodas, essa situação é causada por imensa gama de razões. Alguém que quebrou a perna anda de cadeira de rodas, mas obviamente a ereção não é impactada por causa da perna quebrada. A situação que quero abordar aqui envolve o trauma medular, quando ocorre uma interrupção do sinal neurológico que liga o cérebro ao pênis. E se ocorre esse interrupção, não há mais ereção, né? Pois não é bem assim.

Veja como é complexo. Nós temos dois mecanismos para obter uma ereção, que geralmente operam juntos, cada um sendo estimulado de uma forma.

Um deles é o estímulo via córtex, uma área do cérebro. Quando esse estímulo é visual ou auditivo, até mesmo olfativo, e tátil (um beijo, uma lambida na orelha), esse sinal neurológico desce do cérebro pela medula até o nível da coluna entre as vértebras torácicas e lombares, mais ou menos na altura do umbigo. De lá o sinal vai para o pênis, pra acontecer a ereção.

O outro é um reflexo medular. Ou seja, o sinal não sai do cérebro. Imagine que alguém acaricia você no pênis, ou no saco, ou mesmo no períneo. Esse estímulo não precisa subir até o cérebro, do mesmo jeito que quando esbarramos numa panela quente automaticamente tiramos a mão, sem nem pensar. Isso se chama reflexo medular, e o córtex/cérebro não participa desse processo.

Então, olha que interessante. Quem teve uma lesão de medula e perdeu os movimentos das pernas, ou dos braços e pernas, não perde o reflexo medular, mas perde o sinal que vem do cérebro. Então tudo se resume a estímulo tátil daquela área mais de baixo. Claro que se a lesão medular for catastrófica a ponto de lesionar a área do sacro (sacro é a parte final da coluna vertebral), esse reflexo medular também se perde.

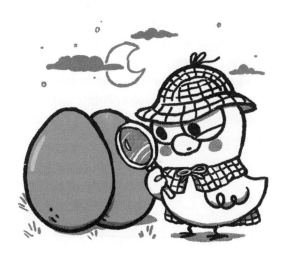

Capítulo 8

Ovo virado: sim, é sobre testículo

Quem nunca ouviu que fulano "tá com o ovo virado"? Isso quer dizer que alguém está com raiva, de mau humor ou muito irritado. Na urologia isso existe de verdade, não é força de expressão. Chama-se "torção testicular", e é uma das poucas urgências urológicas que há.

O testículo não está solto no saco. Ele está preso ao cordão espermático, que nutre aquele testículo com veias, artérias, nervos e o ducto deferente (o cano que transporta o espermatozoide do testículo até a vesícula seminal, coladinho lá na próstata).

Na torção testicular, o ovo roda sob si mesmo, fazendo com que essas estruturas se torçam, como acontece quando vamos tirar o excesso de água de uma toalha, por exemplo. Isso interrompe o fluxo sanguíneo para o testículo, causando uma dor absurda e o risco de você perder esse testículo por necrose, por falta de sangue.

E é realmente uma dor absurda. Uma dor abrupta, geralmente durante o sono, que faz você acordar com o ovo virado. Deu pra notar de onde veio a expressão, né?

E aí, o que fazer? Ir para o hospital imediatamente. O urologista vai tentar primeiro desvirar seu ovo com a mão – eu mesmo já consegui fazer isso. Mas, diante de qualquer demora, é melhor ir para o centro cirúrgico, abrir e desvirar. Porque o cirurgião desvira, fixa o testículo com um ponto e aí aproveita e já fixa o outro, para o paciente não correr nenhum risco.

Isso acontece tipicamente em adolescentes. Então, se um adolescente acordar com o ovo virado, já fique ligado. Adolescente é meio mala mesmo, mas pode ser que o ovo precise ser desvirado.

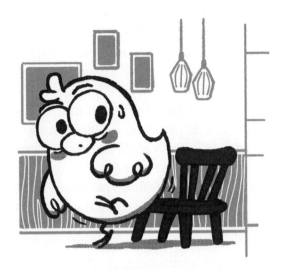

Capítulo 9

Sexo anal

Não tem jeito. Sempre que se fala em urologia, preciso explicar a diferença entre urologia e proctologia. Essa é uma questão recorrente nas caixinhas de pergunta que abro no Instagram. Quem sabe, se eu explicar aqui, essa pergunta diminui um pouco.

Proctologia é a especialidade médica, também cirúrgica, que cuida do ânus, do reto e do intestino. A confusão acontece porque "próstata" parece "procto", mas elas, na verdade, não têm relação. "Procto" é uma palavra que vem do grego e quer dizer "canal anal". A urologia só usa esse caminho para poder chegar à próstata.

Então, hemorroidas e cuidados com sexo anal são todos com o proctologista. Aliás, se eu puder dar uma dica para praticantes de sexo anal, é: faça exames anualmente com o proctologista, pois há doenças que não têm sintomas e são perigosas. Do mesmo jeito que as mulheres têm o preventivo anual, os praticantes de sexo anal também têm. Não dê mole. A gonorreia, por exemplo, quando atinge o ânus, quase não tem sintomas. Na maioria das vezes é encontrada durante o exame preventivo anual, assim como o HPV, o principal fator de risco para câncer.

Aproveitando esse tema, é importante dizer que o sexo anal não prejudica a próstata. Essa também é uma pergunta frequente na caixinha do Instagram.

E a grande dúvida, que mete medo em muitos homens: "Doutor, durante o exame de toque dá pra notar os que já fizeram sexo anal?". E a resposta é clara e simples: "Não! Não dá pra notar". Do mesmo jeito que o dentista não consegue notar quem já fez sexo oral, o proctologista e o urologista não conseguem dizer se aquele paciente já fez sexo anal alguma vez na vida. Primeiro porque o esfíncter anal é um órgão extremamente elástico, então ele é capaz de se dilatar até níveis incríveis. E, do mesmo jeito que dilatou, ele volta ao normal. Senão as pessoas que praticam sexo anal estariam todas com incontinência fecal, para começo de conversa. E quem nunca se perguntou após uma dor de barriga: "Eu é que fiz isso, meu Deus?". Então as pessoas confundem "capacidade de relaxamento" muscular, daqueles que praticam muito sexo anal, com a famosa "perda de prega". Pois saiba que a tal da "prega" nem existe. Então, se não existe, é impossível perdê-la. Isso é coisa de programa humorístico da década de 1990.

Aí os (ditos) profissionais vão dizer: "Ah, doutor, eu sou dentista e sei que o paciente fez sexo oral, porque ele tem um hematoma no palato". Peraí, o sujeito faz um sexo oral tão agressivo que fica com hematoma?! Isso é um sinal de violência! E, mesmo após a violência, muitas vezes ela nem deixa marcas claras para quem está fazendo um exame de corpo de delito. Então, se algum (mau) profissional falar isso, vá embora do consultório e nunca mais volte. Porque isso é falta de caráter (ou de conhecimento, o que é ruim de qualquer jeito).

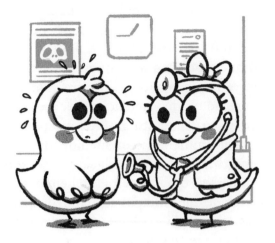

Capítulo 10

Papo só de homem? As mulheres e a urologia

Falando em confusão, essa também é muito comum. Geralmente se faz um paralelo, que parece ter muito sentido, em que o ginecologista está para as mulheres assim como o urologista está para os homens. Por um lado, sim, mas existem algumas diferenças.

O ginecologista trata mulheres, exclusivamente. O sistema reprodutor das mulheres merece uma especialidade exclusiva, que extrapola para a área de obstetrícia e toda a sua complexidade.

O urologista trata homens e mulheres, e tem urologista que só trata de mulheres. É a subespecialidade chamada de uroginecologia. Mas, mesmo sem ser exclusivo dessa área, todo urologista trata mulheres também, em questões que atingem os dois sexos, como cálculo renal, câncer de rim e de bexiga.

Então, resumindo, o urologista trata do aparelho reprodutor masculino e do sistema urinário masculino e feminino.

E sobre mulheres urologistas? Isso é algo bem peculiar. Em 2023 existia uma médica urologista para cada 23 médicos da mesma especialidade. Na minha residência, nunca houve mulher. E nós éramos três residentes por ano (por três anos). Acho (e aí é uma questão de achismo mesmo) que é por causa da questão da sexualidade. Talvez haja a ideia de que os homens não se abririam com uma mulher sobre um problema de ereção ou de ejaculação precoce. Isso é uma grande besteira, senão não poderiam existir ginecologistas homens. Ao mesmo tempo, entendo que as mulheres lidam melhor com seu próprio corpo. Nós, homens, somos bem bobos em relação a isso. Eu não me excluo dessa lista. Digo que isso é uma besteira também porque a andrologia, que é a subespecialidade que cuida da sexualidade masculina, é apenas uma entre as várias subespecialidades da urologia, e que não precisaria ser feita caso a mulher não se sentisse confortável.

Há também quem diga que é por causa do toque retal, mas isso não faz sentido, porque durante a residência de cirurgia geral já fazemos toque por outras razões além do câncer de próstata. Além disso, a especialidade de coloproctologia, que tem seu próprio tipo de toque retal (um pouco diferente daquele da urologia), tem mais médicas do que médicos (pois é, curioso, né?).

Bom, parece que as coisas mudaram. Em 2022 eu soube que o Hospital dos Servidores do Rio de Janeiro, onde fiz a residência, recebeu a primeira mulher urologista!

Infecção urinária

Esse é o carro-chefe da consulta feminina com o urologista. É tão frequente que, quando chega alguma mulher no consultório, eu falo: "É a infecção urinária que a traz aqui?". Acerto em 80% das vezes.

Geralmente, o ginecologista faz o atendimento inicial da infecção urinária, com excelente resolução na grande maioria das vezes. A gente entra em cena quando a frequência dessa infecção sai dos níveis aceitáveis e o manejo com antibiótico sai do ordinário, exigindo investigação mais aprofundada e outras abordagens.

A infecção urinária é bem mais comum nas mulheres, porque o caminho até a bexiga é mais curto, a uretra feminina tem cerca de três centímetros. A bactéria geralmente vem do intestino, coloniza o períneo, invade a vagina e depois a bexiga. Então já dou a primeira dica aqui. O jeito de se limpar depois de fazer cocô é sempre de frente para trás, nunca de trás para a frente. Parece bobo, mas eu já resolvi o caso de uma paciente apenas identificando e alterando esse hábito de higiene.

Mas o fator mais importante de todos, que não tem pra onde correr, é o consumo de água. Ora, se a bactéria literalmente sobe pela uretra, nada melhor do que manter um fluxo de água na cabeça do bicho. Já falei da quantidade ideal de água, mas aqui eu vou além. Mulheres que estão sofrendo com isso têm que manter um consumo diário de água de 50 ml por quilo de peso corporal. Ou seja, se você pesa 60 quilos, precisa beber três litros de água por dia. Sem choro nem vela. Mas olha, além de você diminuir a ocorrência de infecções, vai melhorar muito a estética da pele. Baita ganha-ganha. Existem algumas manhas pra você aumentar a ingestão. A primeira delas é saber exatamente quanto de água você bebe por dia. Então tenha uma garrafa só sua e anote quantas delas você tomou por dia. Só assim você cria a disciplina. Outra forma é você, a partir dessa sua garrafa, distribuir a água em copos nos lugares que você frequenta na sua casa. Assim, em todo lugar que chegar você vê seu copo e acaba bebendo mais. Outra dica é beber mais que a sua sede; quando for, por exemplo, tomar um remédio. Em vez de um copo de água, beba dois.

Além dos antibióticos, existem várias outras ferramentas para reduzir a frequência de infecções urinárias, como o *cranberry*, a vacina, e até a profilaxia com antibiótico (você toma uma dose menor, mas por mais tempo). Tudo isso deve ser conversado com o urologista, que tem esse arsenal à disposição para ajudar você. Além disso tudo, ele consegue identificar se você tem alguma outra condição que aumente suas infecções urinárias, como um cálculo renal ou a incontinência urinária, que deixa você sempre molhada, e assim a colonização é bem maior.

Existe outra condição, que é mais comum e menos diagnosticada, que se chama cistite intersticial. É como se fosse uma infecção urinária, mas sem bactéria. O mecanismo, pasme, é como uma alergia ao seu próprio xixi. Na verdade, age como um *tilt* neurológico, muito parecido (inclusive o tratamento) com a fibromialgia. Se você tem muita disúria (ardência), mas toda a urocultura vem negativa, suspeite e converse com seu médico. O tratamento pode ser até mais fácil, resolutivo e sem os perigos do uso de antibióticos de forma indiscriminada.

Incontinência urinária

Além das infecções, uma questão que atinge muito a paz das mulheres que procuram o urologista é a incontinência urinária, que basicamente é a perda de urina em determinadas condições. Existem dois tipos de incontinência: de urgência – quando dá vontade e tem que sair correndo, senão aquilo desce – ou de esforço – saída de urina com qualquer esforço, como tosse, gargalhadas, levantar-se da cadeira etc. Elas podem aparecer juntas, e aí a gente chama de incontinência urinária mista (primeiro a gente trata a que mais incomoda).

A incontinência urinária típica das mulheres é a de esforço, porque tem a ver com a fraqueza da uretra em segurar o xixi. Partos naturais e aumento de peso são os principais desencadeadores. Geralmente o tratamento é cirúrgico, mas é uma cirurgia rápida. O cirurgião passa uma fita (que se chama "sling") para aumentar a sustentação. Se não melhora 100%, pelo menos uns 70% são garantidos, fazendo com que a paciente só precise usar um absorvente e pare de usar fraldas ou de ficar constrangida com o cheiro.

A incontinência urinária de urgência tem a ver com o músculo da bexiga "tomando o poder", transformando a bexiga de um órgão voluntário em um órgão involuntário, ou seja, que contrai quando quer. O tratamento é medicamentoso e tem excelentes respostas.

Falei de algumas doenças que são mais comuns em mulheres, mas, da próxima vez que você vir alguma mulher esperando para ser atendida no urologista, lembre-se de que ela também tem rim, ureter, bexiga, uretra...

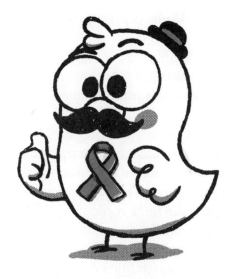

Capítulo 11

Tá tudo azul?
Não é só câncer de próstata...

Quero propor um negócio diferente aqui. Em 2024, fui convidado para dar umas palestras sobre o Novembro Azul, o que me fez realmente pensar em como eu poderia convencer os homens a se cuidarem mais e como sensibilizá-los. Então vou contar como comecei a raciocinar e aonde cheguei.

Lembrei de uma página no Instagram que mostra uns vídeos com alguns caras fazendo umas loucuras, cujo título era: "Por que os homens vivem menos", e realmente o sexo masculino não bate muito bem da cabeça. As mulheres fazem o preventivo delas direitinho, claro, têm o exemplo das mães, que desde cedo já as levam ao ginecologista, velho conhecido da família. Sem dúvida, o aparelho genital feminino exige um cuidado maior que o masculino. Sorte a nossa, porque se fosse o contrário o negócio não ia dar muito certo. Imagine depender dos nossos pais para dar o exemplo de se cuidar. Lá em casa meu pai dava um belo exemplo quando ia comer salada. Vinha o prato e ele falava: "Eca, salada!". Ou seja, não gosto de salada até hoje.

Então concluí que o caminho não era bem o de meter medo. O homem não tem muito medo de morrer. Ele tem medo de ficar brocha, de mijar nas calças. Hum... Estava encontrando um caminho ali (homem é um bicho estranho).

Novembro Azul nasceu na Austrália, em 2003, e faz parte de um programa de governo, que estipulou uma cor para cada mês, que seria o mês da conscientização. Outubro Rosa para o câncer de mama, Novembro Azul para o câncer de próstata, Dezembro Laranja para o câncer de pele, e por aí vai.

O câncer de próstata até mete medo. Em 2023 foram 75 mil novos casos, com 14 mil mortos, ou seja, 47 mortos por dia (2 mortos por hora!), e é um tipo de câncer com alto índice de cura (cura!), se diagnosticado cedo. É o câncer mais comum em homens.

Mas a urologia é muito mais que câncer de próstata. O urologista cuida do sistema urinário de homens e mulheres, mas essencialmente o urologista da prática diária é o médico do homem, é o médico que vai cuidar da vida do homem, e aí vem o pulo do gato: da qualidade de vida do homem!

Então siga minha linha de raciocínio aqui, e no final me diga se você vai ou não ao urologista uma vez ao ano para trocar uma ideia.

Você urina bem?

Você sabe responder se urina bem? Urinar bem é urinar muito? Se alguém não sente ardência para urinar, ele urina bem? Bem, claro que sim, né? Mas não é isso que eu estou perguntando.

Mijar mal é um dos sintomas que mais pioram a qualidade de vida de um homem. Digo de um homem porque as mulheres sofrem menos com isso. Na verdade, os dois sexos sofrem de formas diferentes. Enquanto as queixas mais comuns entre as mulheres são sobre incontinência urinária (quando o xixi escapa sem querer), nos homens o problema é a dificuldade de fazer xixi direito. A diferença dos sintomas entre homens e mulheres tem a ver com a anatomia de cada um. As mulheres têm a uretra curta, como já vimos. No homem, além da uretra peniana (ou seja, a parte do pinto), pra dentro ainda tem cerca de sete centímetros. Tanto é que a gente divide a uretra masculina em uretra peniana, membranosa e prostática. Essa uretra mais longa ajuda contra as bactérias, que demoram mais para chegar à bexiga.

O problema não é exatamente a uretra longa. Pode até ser, porque a uretra pode ter uma estenose (uma diminuição do calibre) em alguma porção, e, quanto maior a uretra, mais locais para isso acontecer. Mas isso é a exceção. Acontecia muito quando não tínhamos antibiótico, especialmente aqueles para tratar gonorreia. A gonorreia sem o tratamento correto pode estenosar a uretra – a cirurgia para abrir a uretra, que se chama uretrotomia interna, é bem chatinha, e geralmente precisa fazer mais de uma vez... e ficar dilatando... Bom, cuide dessa gonorreia aí, porque só dá encrenca.

O problema mesmo é de uma glândula, velha conhecida nossa: a próstata. A próstata é uma estrutura que tem um furo no meio, que é a uretra. Só que a próstata começa a crescer a partir dos 30 anos, em alguns homens mais, em outros menos. E o problema disso é que o calibre da uretra diminui, fazendo com que o xixi saia mais apertadinho. A bexiga não é o órgão mais eficiente do mundo, então qualquer dificuldade pra passar por algum obstáculo faz com que ela não esvazie do jeito certo. Isso faz com que sobre xixi na bexiga, e logo ela enche, dando vontade de mijar de novo. Por isso que seu avô ou seu pai (ou você) acorda tanto de noite pra mijar. Sem conseguir esvaziar a bexiga completamente, logo ela enche de novo e atinge um patamar chamado "primeiro desejo miccional", que quer dizer "primeira vontade de mijar".

Então, mijar bem começa aí: quantas vezes você acorda pra mijar? O normal é até duas vezes. Se você acorda mais do que isso, procure ajuda. Não é tanto sobre o xixi, o problema real aqui é sobre o sono. Pensa só, você acorda quatro vezes por noite e não consegue atingir aquele sono reparador, aquele que proporciona descanso de verdade. Então a gente trata o xixi para você dormir bem.

Outra questão sobre mijar bem ou não tem a ver com a sensação de esvaziamento. Se você tem a sensação de que esvaziou a bexiga, é porque esvaziou. É um critério menos objetivo, mas quem sabe que sobrou xixi ali dentro sabe muito bem...

A terceira questão, que resume bem essa avaliação, é se o jato urinário está contínuo. Eu sei, eu sei, "não é como era", mas, se não está mijando tipo código Morse (tracinho, pontinho, pontinho, tracinho, pontinho), tá beleza.

Há um escore de sintomas prostáticos chamado IPSS, que o urologista usa para diagnosticar você com sintomas leves, moderados ou severos. Dei uma resumida nele com essas três perguntas, mas o escore se utiliza de oito para classificar direitinho. Sintomas leves (0-7 pontos), sintomas moderados (8-19 pontos) ou sintomas severos (20-35 pontos).

Questionário IPSS (marque a sua resposta com um círculo)						
	Nenhuma vez	Menos de 1 vez em cada 5	Menos que a metade das vezes	Cerca de metade das vezes	Mais que a metade das vezes	Quase sempre
1. No último mês, quantas vezes você ficou com a sensação de não esvaziar completamente a bexiga após urinar?	0	1	2	3	4	5
2. No último mês, quantas vezes você teve que urinar novamente antes de 2 horas depois de urinar?	0	1	2	3	4	5
3. No último mês, quantas vezes você teve o jato urinário interrompido várias vezes enquanto urinava?	0	1	2	3	4	5
4. No último mês, quantas vezes você teve dificuldade em controlar e evitar o desejo de urinar?	0	1	2	3	4	5
5. No último mês, quantas vezes você teve o jato urinário fraco?	0	1	2	3	4	5
6. No último mês, quantas vezes você teve que fazer força para iniciar o ato de urinar?	0	1	2	3	4	5
	Nenhuma	1 vez	2 vez	3 vez	4 vez	5 vez
7. No último mês, quantas vezes, em média, você teve que se levantar da cama à noite para urinar?	0	1	2	3	4	5
Qualidade de vida						
	Feliz	Muito satisfeito	Satisfeito	Regular	Insatisfeito	Muito insatisfeito	Infeliz
8. Se você tivesse que viver o resto da sua vida com sua condição urinária da forma como está hoje, como se sentiria?	0	1	2	3	4	5	6

Só que o homem também pode ter incontinência urinária. E aí o mecanismo é um pouco diferente do das mulheres. As mulheres podem ter esse tipo de incontinência também, mas o mais comum é quando elas perdem a capacidade de segurar o xixi. E aí, diante de qualquer esforço (tosse, gargalhada, espirro, agachamento), acabam perdendo um xixizinho. Nesse tipo de incontinência que pode acometer as mulheres e os homens com próstata aumentada, a bexiga toma o poder! Como assim? A bexiga é um órgão voluntário, ou seja, você a contrai quando quer fazer xixi. Só que, com a próstata aumentada, você acaba usando a musculatura abdominal para compensar a musculatura detrusora (é o nome bonito do músculo da bexiga), que é o músculo certo para contrair a bexiga na hora de mijar. E aí ela vai ficando musculosa. Tão musculosa que fica forte o suficiente para tomar o poder. E aí contrai quando quer... ou seja, vem aquela vontade irresistível e o xixi molha a calça toda.

Então, se a gente for resumir em que o xixi pode piorar a qualidade de vida, é acordar a noite toda, ficar mapeando o banheiro em todo lugar que chega, mijar devagar, fazendo força, mijar na calça e até uma urgência urológica, que é a retenção urinária aguda, ou seja, travou e não sai mais nada. Não resta alternativa a não ser passar uma sonda no hospital, e aí tentar tomar remédio, ou mesmo operar.

Hiperplasia prostática benigna

Já que falei da retenção urinária aguda, ou seja, entupimento de vez, vamos falar da causa disso: próstata aumentada – ou HPB, para os íntimos. A próstata é o local onde o xixi encontra o esperma, para os dois saírem pelo mesmo lugar, na ponta do pinto.

Geralmente do tamanho de uma noz, ela vai crescendo após os 30 anos, em alguns mais, em outros menos, como já citei. Mas não quer dizer que, se você tiver uma próstata grande, vai ter muitos sintomas de obstrução. Não tem muito a ver. Às vezes uma próstata pequena, mas que cresceu só para o meio do caminho, já começa a dar problema. Então não se preocupe muito com o tamanho dela quando for fazer exame. Fique mais ligado no "resíduo pós-miccional", ou seja, no que sobrou de xixi depois de urinar ali no banheiro da ultrassonografia. Mas existe um porém aí. Sabe aquele sabadão em que você acorda mais tarde, travando uma verdadeira batalha entre dormir mais um pouquinho e se levantar pra mijar, e aí, quando você se levanta, tá quase estourando, mas quando vai mijar sai aquele xixi leeento, e você logo tem que voltar pra finalizar? Então você precisa mijar em dois turnos. Eu lembro a primeira vez que fiz uma ultrassonografia. Bebi uns dez copos de água, estava morrendo de vontade, mas não fui mijar para não perder a chance de fazer o exame logo. Bom, lembro até hoje... e lembro que mijei mal demais. Então, se acontecer isso, fique tranquilo. O problema é que quando a bexiga está cheia demais, nessa situação, ela perde a capacidade de contrair com eficiência.

A HPB é muito sintomática, você vai sentir várias coisas estranhas, ao contrário do câncer de próstata. Como o próprio nome diz, a hiperplasia é benigna, o câncer é maligno. Mas o perigo do câncer é exatamente este: é uma doença silenciosa.

Existem medicamentos excelentes para melhorar os sintomas da HPB. Até para o paciente que entupiu de vez, a gente testa o medicamento antes de indicar a cirurgia. Só que a cirurgia também é um excelente negócio. Na real, hoje em dia só sofre quem quer (ou tem medo de urologista), porque a cirurgia é tão boa, tão resolutiva e com um pós-operatório tão tranquilo, que é possível o paciente operar por vontade própria para parar de tomar remédio.

A cirurgia, na grande maioria das vezes, é por via endoscópica, que é uma câmera que entra pelo pinto, vai até o local da obstrução e vai ralando as paredes da próstata até abrir o canal, tipo um ralador de queijo. E aí se pode usar bisturi elétrico, *laser*, vapor de água e até um lacre especial que prende as bochechinhas da próstata. Meigo.

Olha, na boa, não deixe o negócio ficar muito ruim para procurar ajuda. Senão você estará colocando a bexiga pra fazer força, e ela não pode ganhar músculo, senão fica toda saidinha e toma o controle. E, quando isso acontece, não é só a última gota que fica na cueca.

A última gota é da cueca

Prepare-se para ver um dos maiores mitos da história cair por terra. Atenção: o último pingo não é pra ir pra cueca! Você é que não sabe balançar!

Na verdade, não se balança. Lembra que eu falei que a uretra do homem é mais comprida? Que tem a porção peniana, depois uma chamada membranosa, depois a parte prostática e só depois a bexiga? Pois a parte membranosa tem uma alça, em forma de U. Não adianta balançar, porque você só balança a parte peniana, mas não a membranosa, onde o restinho de xixi e de esperma fica preso.

Então é impossível tirar o que ficou preso? Não, caro leitor! Se você passar a mão embaixo do saco, ali no períneo, você consegue encostar na uretra. E aí você consegue ordenhar o que ficou preso ali. Precisa de prática, mas depois de um tempo você vai me agradecer.

Às vezes precisamos acessar cirurgicamente a bexiga com uma câmera, e se a uretra tiver alguma questão, como uma obstrução no meio do caminho, por exemplo, usamos essa via, fazendo uma pequena incisão na porção onde a uretra fica mais perto da pele no períneo, embaixo do saco.

O urologista é o cara que vai fazer você transar

Meio apelativo o título, confesso. Mas estamos falando de qualidade de vida do homem, e, se já tratamos da questão urinária, que impacta muito a qualidade de vida, a questão sexual nem se fala. E eu afirmo, com todas as letras, que só não transa quem não quer. E, pra começo de conversa, está tudo bem se não quiser. A ideia aqui é trazer você para perto do urologista, então cabe a nós respeitar cada um do jeitinho que é. Mas, se quiser, o urologista vai fazer você transar e ponto. Não tô exagerando.

A primeira coisa é entender se a questão é física ou psicológica, mas já tratei demais desse assunto no começo do livro, assim como dos remédios orais (tadalafila, sildenafila etc.). Agora quero falar sobre o que fazer quando esses remédios não funcionam mais. Porque existem soluções, e são boas!

Injeção no pau

Para poder voltar a transar, você tomaria injeção na testa? E no pau? Pois é melhor do que parece. Até porque parece ser algo terrível, né? Mas, na verdade, não é.

Imagine a situação em que o cara toma os remédios e percebe que a ereção já não se mantém. O remédio fazia um efeito legal, mas agora ele precisa de tanta concentração que o negócio não está valendo a pena. Essa é a hora de testar a injeção. E agora é a hora de você ter um urologista de verdade, alguém que se importe com o seu bem-estar. Porque ele precisa convencer você de que isso é uma boa ideia, que a forma de fazer isso é de fácil manuseio e praticamente indolor.

Não estou contando mentira, não. Fizeram um estudo em que pegaram os pacientes que receberiam a injeção pela primeira vez e perguntaram, de

1 a 10, qual o nível de dor que eles achavam que sentiriam. A média foi 7. Depois da aplicação, voltaram a perguntar a esses homens sobre o nível de dor que realmente sentiram, e a média foi 1 (sou mais medroso com agulha, provavelmente eu diria 2).

Geralmente, o melhor jeito de você ser introduzido nesse mundo é fazer um exame chamado teste de ereção farmacológica ou fármaco-induzido, que é basicamente a injeção aplicada pelo médico no consultório. Aí ele complementa com uma ultrassonografia para avaliar os vasos penianos. É bom, porque você não precisa se injetar de primeira, e tem uma aula ali ao vivo sobre como deve ser feito.

Esse teste é também um divisor de águas no tratamento da disfunção erétil orgânica, no momento da grande pergunta que o urologista se faz diante do caso: será que chegou a hora da prótese peniana?

Pinto biônico

A cirurgia de prótese peniana é uma das minhas preferidas. Por uma simples razão: o nível de satisfação é altíssimo, o investimento é menor do que se pensa e o pós-operatório é confortável.

Tudo começa com a expectativa lá embaixo. O paciente está sofrendo com a falta de ereção, os medicamentos orais não funcionam e os injetáveis também não (ou ele não se adaptou, o que pode acontecer). Ele acha que nunca mais vai transar, que se colocar a prótese não vai mais sentir prazer, que vai ser hospitalizado, e aí vai achando que a vida dele acabou. "Tá, vamos tentar essa prótese aí, doutor."

Eu tinha um paciente com quem gostava muito de conversar, seu Paulo. Ele sabia que eu gostava de ler, por isso sempre me trazia um livro de presente. Senhorzinho bacana mesmo. Comecei a atendê-lo ainda durante a residência. Aí abri uma clínica em Bangu, e, como ele morava ali perto, virou meu paciente costumaz. Nos seus 74 anos, coloquei uma prótese peniana maleável nele, a mais barata, e ele me falou uma frase que eu nunca esqueci: "Doutor Rafael, depois da minha filha, isso foi a coisa mais feliz da minha vida!". Seu Paulo parou de me visitar durante a pandemia, já devia ter seus 80 anos. Sempre lembro dele quando falo de prótese peniana.

O investimento depende da sua situação financeira. Ao comprar um carro, você pode escolher uma Ferrari ou um Palio (nem existe mais Palio pra vender, né? Mas você entendeu). Os dois vão levar você aonde você quer.

O fato é que o Palio das próteses penianas é bem mais acessível que o carro popular (que, pelo preço atual, não tem nada de popular). O SUS coloca esse tipo de prótese. No Hospital dos Servidores a gente colocava muito.

O Palio das próteses chama-se prótese maleável ou semirrígida. Isso quer dizer que você vai ter uma ereção o tempo todo, porque são dois bastões substituindo os corpos cavernosos. Mas você consegue guardar o pinto pro ladinho, porque a prótese é maleável, como o nome diz. Cirurgia relativamente simples, relativamente rápida, com alta do hospital no dia seguinte, sem grandes incisões nem dores de pós-operatório. Uma vez eu estava acompanhando o pós-operatório de um paciente de prótese no Servidores, e a esposa do paciente me perguntou: "Doutor, vai ficar sempre assim?". Aí eu respondi que sim. Ela deu um tapa no marido e falou: "Tu vai ter que arrumar outra pra gente dividir, porque não vou te aguentar, não".

E temos a Ferrari, a prótese inflável. Essa é bacana porque o pinto fica mole naturalmente, e, quando você precisa ter uma ereção, basta acionar uma bombinha que a gente coloca no saco, que faz com que um reservatório de água instalado na barriga encha a prótese. Depois é só acionar um botãozinho (na própria bombinha do saco), que a água volta pro reservatório. Genial, né? O problema é que custa mais de dez vezes o valor da maleável. Mas as duas vão fazer você chegar aos lugares que não frequentava há muito tempo.

Estética genital

Taí uma nova revolução da urologia. Nunca na minha vida eu imaginaria me especializar em estética genital. Como eu disse no começo do livro, nunca imaginei fazer urologia. Agora, estética genital, bom, isso nem existia até pouco tempo atrás.

A grande questão é que a estética genital ainda é vista com certo preconceito pelos urologistas. E tem uma razão: após a faculdade, nós precisamos fazer residência em cirurgia geral antes de fazer a de urologia – é um pré-requisito para as especialidades ditas cirúrgicas. E ali você define uma questão primordial: plástica ou não plástica, ou seja, você vai seguir pelo caminho da estética ou para o tratamento de doenças? Acho (achismo mesmo) que quando você decide não ser cirurgião plástico, acaba se fechando para a questão estética. Claro que, quando sutura a pele depois de alguma cirurgia, você vai ter um mínimo de compromisso de deixar a cicatriz bonitinha. Mas sempre com aquele pensamento de que o que importa mesmo é a resolução do problema. Hoje já vemos algumas cirurgias mais antigas com o viés da estética, como a postectomia, que é a cirurgia de circuncisão. Hoje se faz muito pela estética. Assim como a frenuloplastia, que é aquela cirurgia do freio do pinto (a pelezinha que gruda a glande ao prepúcio). Então, são velhas cirurgias com intuitos novos.

Eu mesmo passei pela fase de preconceito com isso. Quando iniciei minha vida na estética genital, muito motivado pelo preenchimento peniano com ácido hialurônico, tive que conversar com um antigo chefe da residência sobre o que ele achava sobre esse *hype* todo. Ele era o chefe da área de andrologia, subespecialidade em que sempre gostei de atuar, e ele me respondeu que "a estética genital é algo que existe e não vai mais embora. E se tem algum profissional que está realmente habilitado para fazê-la é o urologista". Entendi perfeitamente o recado.

E aí faço uma reflexão importante. O profissional realmente habilitado a fazer qualquer tipo de intervenção, seja no pinto, seja no saco, é o urologista. A discussão não é sobre habilidades ou experiências na hora de injetar o produto, mas sim quando tratar as complicações. E isso serve para todo procedimento estético. Diante de qualquer complicação, apenas o médico tem o conhecimento e as ferramentas para resolver os problemas, seja de forma conservadora (só o profissional médico é habilitado a prescrever medicamentos, como antibióticos, corticoides, anti-inflamatórios...), seja cirurgicamente. Não tenho dúvida de que existem profissionais de outras áreas que sejam habilidosos, mas é um risco que se corre. E aí vai de cada um. Cabe a mim apenas aconselhar.

O fato é que a estética genital é um caminho sem volta, com novas técnicas e produtos aparecendo todos os dias. Sempre vi meu sócio, que é dermatologista, andando pra lá e pra cá carregando um monte de cremezinho, Botox, caixas de ácido hialurônico. Hoje, eu é que ando cheio de tralha pra todo lado.

Além de tudo isso, a estética genital trouxe um ganho intangível até no rastreio do câncer de próstata. O apelo estético fez com que diminuísse o espaço entre o paciente e o urologista. Inúmeros pacientes vieram com o intuito de cuidar da estética e saíram da consulta com uma avaliação completa, sob aspectos que eles nem sonhavam que seriam abordados. Recauchutaram o pinto, fizeram PSA, avaliaram a parte hormonal, sexual e urinária. Pacote completo!

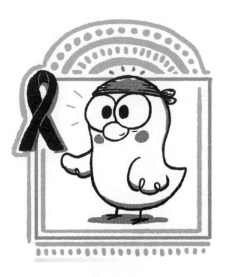

Capítulo 12

E aí, agora posso falar de câncer?

Acho que você já entendeu quão precioso é ter um urologista pra chamar de seu. Qualidade de vida é nosso objetivo principal, mas, como diria o chefe, "Cadáveres têm péssimas ereções".

Calma, não fuja, estamos batendo um papo aqui. Não vou entediar você, muito menos encher seu saco porque tá dando mole e não está se cuidando direito. Tô aqui pra dar uns toques, alguns literalmente... Me desculpe pela brincadeira! Foi mais forte que eu. O objetivo é trazer boas ideias, para você aprender algumas coisas e ajudar a si mesmo e a quem estiver à sua volta.

Câncer de pênis

O Brasil tem uma média de 600 amputações penianas por ano. Talvez seja a doença mais triste que já vi. Durante minha residência no Hospital dos Servidores do Estado do Rio de Janeiro, tive contato, operando ou auxiliando na cirurgia de amputação peniana, com mais de cinco pacientes. O clima da enfermaria, quando há um paciente com essa condição, é diferente. Os médicos, enfermeiros e técnicos de enfermagem até falam menos, existe todo um cuidado com esse paciente, que está física e emocionalmente abalado. E isso se reflete em todos que estão por lá.

A cirurgia de amputação é simples, e a função urinária se mantém normal. Mas o fator emocional pesa, e muito.

A maioria dos casos atinge homens entre 50 e 70 anos, e os fatores de risco são principalmente falta de higiene, fimose não operada, infecção por HPV e tabagismo. Mas um fator de risco pouco falado, que dobra a chance de câncer de pênis, é sexo com animais – ou zoofilia. A zona rural brasileira é um local com alta prevalência, uma das maiores do mundo.

Fica a dica: pintou alguma coisa estranha no seu pau? Procure logo o urologista. Seja para operar a fimose, seja para tirar a verruga, seja para diagnosticar rápido um câncer em estágio inicial. Isso vai determinar o sucesso do tratamento.

Câncer de bexiga

Idoso que mija sangue tem câncer de bexiga!

Calma! É exagero, só para chamar a sua atenção. Mas não é tão exagero assim. É um sintoma tão frequente, mas tão frequente, que você tem que pensar dessa forma. Claro que existem outras condições, como infecção urinária ou aumento de próstata, mas, se for num idoso que fuma, ou que lidava com DDT no trabalho, aí a chance de ser câncer aumenta mais ainda.

A cirurgia para o câncer não invasivo costuma ser bem tranquila. O cirurgião entra com uma câmera até a bexiga e usa um ressectoscópio (tipo um ralador de queijo, mas ligado na tomada) pra tirar a lesão, parecida com brócolis, dentro da bexiga.

O problema é a lesão invasiva. A cistectomia, o nome da cirurgia, é o terror do residente de urologia. Cirurgia que passa de seis horas de duração, é tipicamente a nossa mais demorada. É preciso pegar um pedaço de intestino delgado e colocar na barriga, com os ureteres levando o xixi pra lá, e usar a bolsinha pra coletar a urina, ou fazer uma neobexiga de alguma forma. Imagine o trabalho que isso dá. Hoje em dia, com a cirurgia robótica, essa intervenção cirúrgica ganhou muito em agilidade e precisão. Não é tão sofrido como era. Mas ninguém precisa dar esse mole...

Então é simples: mijou sangue, vai correndo pro urologista!

Câncer de testículo

Já ouviu falar do autoexame que as mulheres fazem no seio? Pois os homens também têm um para ser feito. E é no testículo. Coisa simples, para fazer no banho. Sinta se ali está tudo lisinho, se não tem nada endurecido, porque esse é o perigo. Ainda temos o outro lado pra comparar, então não tem desculpa.

Só que a gente acha que testículo é uma estrutura redondinha, sem nada em volta, né? O testículo em si até que é. Mas em volta dele, como se fosse uma orelha (um pouco mais macia), tem o epidídimo. Ali é o local em que os espermatozoides, produzidos pelos testículos, amadurecem para depois pegar o ducto deferente até desaguar nas vesículas seminais. Mas na apalpação você consegue identificar as duas estruturas. Inclusive, é muito comum que a gente tenha um cisto de epidídimo. É uma bolhinha de água, bem redondinha, fora do testículo, mas ali coladinha, que não oferece perigo nenhum. Nem tem indicação de operar, a não ser em casos muito especiais, quando houver muita dor. Mas isso é bastante controverso. Acho que, até hoje, tirei apenas um cisto de epidídimo em minha carreira de urologista.

A ideia é comparar um lado com o outro, mas não se preocupe se houver diferença entre os dois. Na real, um sempre vai ser maior e mais alto que o outro. Geralmente o lado direito é maior e mais baixo que o esquerdo. Isso também não tem respaldo científico nenhum, mas agradeço aos mais de mil seguidores do meu Instagram que responderam a essa, digamos, enquete...

Qual é a dica, então? Comparar um com o outro e checar, principalmente, se algum deles teve alguma mudança. Se ficou endurecido ou muito doloroso, ou cresceu demais, suspeite, pois tem algo errado ali. O câncer é mais perigoso, mas existem algumas situações que são bem chatinhas, como a orquite (infecção), a varicocele (varizes no saco) e a torção testicular.

Câncer de próstata

Finalmente, o tal do câncer de próstata! Demorei bastante para chegar até aqui, porque esse é um assunto de que se fala bastante, talvez seja o carro-chefe da urologia. Pensou em urologia, pensou em próstata. Mas vou ser prático aqui, no estilo bate-papo de sempre.

É o câncer mais comum do homem e o que mais mata. Grande parte da razão dessa mortandade é que ele não dá sintomas. "Doutor, mas eu tô ótimo! Não sinto ardência pra urinar, nem sai sangue." Pois é, não vai acontecer. A hiperplasia prostática benigna (HPB) tem muitos sintomas, enquanto o câncer não tem nenhum. E aí, como você vai convencer um burro velho a fazer exame de próstata todo ano, com um toque retal envolvido, se ele não sente nada de mais? Pois é, essa é a nossa sina.

Esse rastreio anual é bem simples, muito menos invasivo que o preventivo que as mulheres fazem desde cedo, em que é preciso colher material da vagina. Mas talvez ser simples demais também faz com que pareça algo dispensável.

O grande exame de rastreio de câncer de próstata é o PSA, o exame de sangue. Ele nos dá muita informação. Especialmente quando você avalia, além do valor dele puro, outras informações, como a relação entre PSA livre e total, e principalmente a velocidade de crescimento de um ano para o outro. E essa é a principal razão de visitar o urologista todos os anos. É uma informação muito preciosa! E, do mesmo jeito que é uma avaliação simples, vejo muitos pacientes fazendo o rastreio com médicos de outras especialidades. Isso é ruim porque, bem, o óbvio é óbvio de avaliar. Mas um cardiologista vendo um PSA é como eu vendo um eletrocardiograma – talvez eu veja se você infartou, mas vou deixar passar muitos detalhes, podendo apavorar você além do necessário.

E o famigerado toque retal? É realmente o exame maaais importante no rastreio de câncer de próstata? Nada disso. Vamos entender o valor de todos os exames dentro desse rastreio. Todos os exames servem para um único objetivo: fazer ou não a biópsia de próstata. Então, pegamos a informação de todos esses exames – PSA e seus métodos de refinamento, toque retal e ressonância magnética – e colocamos num balaio para decidir se pedimos ou não a biópsia de próstata. Assim, o toque retal vem para complementar a informação. E quanto mais informação, melhor. O médico indica a biópsia sabendo que bebeu de todas as fontes de informação possíveis. E, cá pra nós, é melhor fazer um toque retal do que uma biópsia de próstata, que se utiliza da mesma via de acesso, se é que você me entende. Mas você está incomodado e não quer fazer o toque? Então não faça. Entenda que a gente perde um pedaço de informação, mas tudo bem. Gosto da frase: melhor algum rastreio do que rastreio algum. Converse com seu médico, tenha um urologista pra chamar de seu. A mística do toque retal é muito pior que o toque em si. Ele é feito apenas com o médico e você dentro da sala, na posição de ladinho, com as pernas encolhidas (então você não fica tão exposto quanto acha). Usamos vaselina ou uma lidocaína em gel, e um dos dedos avalia todos os lados da próstata, o ápice e a base e, no meio, o sulco intrauretral. Todo esse processo dura em torno de cinco a dez segundos. Não dói nada, mas tem gosto ruim (piada de urologista, me desculpe).

O câncer de próstata é interessante em alguns aspectos, porque, diante de uma suspeita ainda vaga, nós podemos acompanhar, antecipando-nos a surpresas desagradáveis. Isso é pontual, e varia até entre os tipos de pacientes com os quais lidamos. Acontece com alguma frequência de haver uma suspeita, mas diante dela a única conduta deve ser: "Seu João, em vez de uma vez por ano, quero te ver a cada seis meses". Para acompanhar a velocidade de crescimento de PSA e, talvez, nunca evoluir até a biópsia. Antigamente se tratava mais gente do que era necessário. Natural, pois toda ciência precisa de tempo para sedimentar os protocolos.

Temos os casos dos mais velhos também. A expectativa de vida de um paciente deve ser levada em conta diante de um tratamento que talvez seja agressivo demais para uma pessoa que morreria com o câncer de próstata e não por causa dele. São essas peculiaridades que devem motivar você a checar seu PSA com o urologista, e não com o cárdio ou o endócrino.

E aí, veio câncer. E agora? Vou operar e ficar brocha e mijando nas calças? Realmente, a cirurgia de retirada de próstata, cientificamente chamada de prostatectomia radical, é o melhor jeito de tratar o câncer. De fato, duas das complicações da cirurgia são a incontinência e a impotência. Mas perceba quem tem mais chances de ter complicações...

Na minha época de residência, toda prostatectomia radical era uma cirurgia aberta. Fisicamente desafiadora, tanto para o paciente quanto para o cirurgião. Sangramento considerável. Mesmo assim, um excelente desfecho na busca da cura do câncer (sim, cura). Nos Estados Unidos, a maioria das cirurgias de próstata já era feita com robô na minha época de residência. E aí o robô chegou ao Brasil, diminuindo o sangramento intraoperatório, diminuindo o tempo cirúrgico e as complicações pós-operatórias. Essa foi outra das grandes revoluções da urologia.

Tá, mas e os brochas? A cirurgia robótica também ajudou, e muito. Mas o que determina o desfecho sexual após uma cirurgia de próstata não é a cirurgia em si. É o paciente. Não tem jeito, e me desculpe se sou repetitivo (preciso ser): 80% dos pacientes que evoluem mal do ponto de vista sexual já tinham queixas sexuais antes da cirurgia. Ou seja, mais um motivo para você ficar na ponta dos cascos. Caso precise fazer uma cirurgia (e aí nem precisa ser de próstata), quanto mais saudável, cascudo mesmo, você for, melhor vai encarar a pauleira de ser operado. Vai se recuperar melhor e mais rápido. Já mandei você malhar para transar melhor, dormir melhor e, agora, pra ser operado melhor. Acho que você não tem pra onde fugir.

Capítulo 13

Todas as cores do arco-íris: falando de diversidade sexual

E as mulheres trans? Como lidar com elas?

Quer saber a coisa mais importante para cuidar delas da forma certa? É simples: com respeito, educação e acolhimento. Naturalmente, elas ficam mais receosas do que a população em geral. O problema começa quando a paciente não sabe ao certo se o urologista trata apenas de homens, e fica envergonhada de talvez ser a única mulher na sala de espera. Neste livro, esse receio nós já derrubamos: o urologista é o médico de gente! Realmente não importa o que está em torno da próstata. Mas, se tem próstata, tem que fazer o rastreio anual. Convido todas as mulheres trans a irem ao meu consultório, onde serão tratadas com todo o respeito que merecem.

Tive uma seguidora no Instagram que me ajudou a entender melhor esse mundo, pois ela me perguntou sobre o rastreio de próstata. Perguntei como tinha sido a transição, e ela me respondeu que havia usado poucos hormônios, por pouco tempo, quando era mais jovem. Então, como recomendação, digo que todas precisam, sim, passar pelo urologista. Esse tratamento/bloqueio hormonal não reduz a chance de câncer de próstata.

A orientação sexual, aliás, não tem – ou não deveria ter – nenhuma relevância para o urologista. Vejo com bastante desconfiança um urologista que "precisa" saber qual é a orientação do(a) paciente, já que isso não altera o tipo de conduta urológica, e cada um deve ser atendido com a atenção que merece, com suas particularidades e receios, sem invadir sua intimidade – a não ser se estritamente necessário. Alguns pacientes meus me falam que são gays sem eu perguntar, mas acredito que isso ocorra por causa do ambiente leve e sem preconceitos que faço questão de manter. Essa leveza mostra que sou digno de confiança, e vejo isso com muito orgulho. É função do médico ser o porto seguro do seu paciente. Volto a dizer: a informação relevante é com relação ao sexo anal, que na verdade deve ser dita ao proctologista. E isso nada diz sobre a orientação sexual em si, já que existem homens homossexuais que não são passivos e mulheres que praticam essa forma de relação sexual.

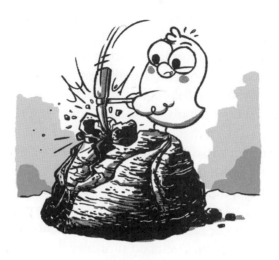

Capítulo 14

No meio do caminho tinha uma pedra: cálculo renal

Quando entrei na residência, todo mundo queria operar cálculo renal. Pense numa cirurgia maneira. Soou estranho, né, chamar alguma cirurgia de "maneira". Cirurgião é um bicho meio estranho. Mas é verdade, cirurgia de cálculo é bem maneira, porque parece muito um *videogame*. É um vídeo, só não é um *game* (perdoe o trocadilho).

Até a cirurgia robótica chegar, essa era a grande cirurgia tecnológica. Mas também, imagine só: a gente consegue subir com uma câmera, desde a uretra até o rim, encontrar a pedra no meio do caminho e literalmente atirar contra ela, até ela se despedaçar, e ir tirando os pedacinhos com um dispositivo que se chama *basket* (cesto, em inglês). Nessa época tínhamos apenas o litotritor balístico, que atirava ar comprimido na pedra. Então a gente operava olhando uma televisão, atirando na pedra (inclusive com o barulhinho de tiro). Desde então, outras tecnologias apareceram: pode-se usar uma fibra de *laser* ou um ultrassom, por exemplo.

Às vezes a pedra está tão grande dentro do rim que a gente chama de "coraliforme", ou seja, em "forma de coral" (coral do mar, sabe?). Aí fica mais difícil de fazer essa abordagem por baixo, e temos que lançar mão de outras abordagens. Tem uma excelente que a gente faz pelas costas, acertando dentro do rim com uma agulha enorme, depois passando um fio guia, e vai dilatando até ficar com o diâmetro mais ou menos daquele canudo de *milkshake*, e depois entra com uma câmera na cara do rim. Essa era a cirurgia que eu mais gostava de fazer na residência e, modéstia à parte, era bem bom nisso. Mesmo assim, às vezes a pedra é tão grande que a gente tem que literalmente abrir a barriga (não é bem a barriga, porque o rim está localizado atrás dela. Estranho, né? Pois é, essa área do corpo se chama retroperitônio), fechar o suprimento sanguíneo desse rim e abri-lo ao meio. Antes de fazer isso é preciso encher o local com gelo, para minimizar a lesão renal que a falta do suprimento sanguíneo causa. E aí a gente tem menos de meia hora para fazer isso com certa segurança. Essa cirurgia se chama "open book", ou seja, cirurgia de "livro aberto" (em que literalmente se racha o rim no meio, tira as pedras e o costura de volta).

A única certeza é que não existe um modo não cirúrgico de dissolver as pedras. Já ouviu falar no chá de quebra-pedra? Não funciona. Até existe um medicamento para dissolver certo tipo de pedra dos rins, mas a mais comum é de oxalato de cálcio e se relaciona muito com a dieta e com a ingestão de água. Já cansei de mandar você beber água. Mas vou mandar de novo. Porque se você já teve cálculo renal e não entendeu que, pra evitar essa dor simplesmente absurda, deve começar por beber mais água, você merece sofrer (calma, calma, tô brincando! Não desejo isso pra ninguém!).

Vou contar uma história. Imagine: doutor Rafael, no dia 25 de dezembro, às 14h, começa com uma dorzinha estranha na barriga. Meio dor, meio vontade de fazer cocô, fui me deitar pra ver se melhorava. Não piorou, mas veio um enjoo estranho e logo vomitei (a primeira vez). Fui para o hospital, e chegando lá a dor veio de verdade. Pense numa dor. Era tão forte que, toda vez que eu expirava, ia um gemido junto. Coisa de maluco. Fui pra tomografia computadorizada, já medicado e aliviado, já me sentindo dono da situação. E agora vem o detalhe. Dali a pouco eu tinha uma viagem pra Cancún, às duas da madrugada. Quando a dor passou, eu estava tranquilão, falei pra minha esposa: "Mantém a viagem!". Mas bastou sair da sala da radiologia, acreditando que era um cálculo com boas chances de sair sozinho, que a dor voltou com tudo. E aí eu notei que não seria tão fácil.

Viajei? Viajei! Sofri? Sofri! Vomitei no aeroporto? Com certeza! Acho que você deve fazer isso? De jeito nenhum! Mas pisei no aeroporto de Cancún e a pedra saiu. Mais sorte que juízo.

A pedra do rim é formada quando existe um problema na solubilidade da água. A pedra é formada de cálcio, mas o problema não é beber leite ou comer queijo. Afinal, nosso esqueleto é formado de cálcio, então, se o sangue "quiser", ele o rouba de lá. É isso que acontece na osteopenia/osteoporose. O problema mesmo é o sal. Na verdade, o equilíbrio entre o sal e a água. Imagine um copo com água e sal. Se tem muito sal, ou pouca água, acaba que o sal fica impossibilitado de se diluir na água e ele se precipita no fundo do copo. Com a pedra é exatamente isso, só que o que precipita é outra substância: o oxalato de cálcio.

A dica é a mesma que já dei em vários outros capítulos deste livro. E vou falar pela última vez: não dê bobeira na quantidade de água tomada. Água é muito mais um "movimento" que um "elemento". Tudo acontece no meio da água. É ela que transporta o que precisa ser transportado até o lugar do destino, sejam células de defesa, sejam hemácias com oxigênio para os confins do corpo ou, ainda, levando as impurezas embora. Tudo acontece dentro da água.

O cálculo renal é uma doença que só é levada a sério durante a crise de dor. Mas pode ser uma doença bem desgraçada. Existem famílias "fazedoras de cálculo", de avós a netos. Com certeza muita gente vai se reconhecer nessa frase. Essas pessoas precisam do dobro de atenção. O chefe da residência médica dizia que tem cálculo pior que câncer. Eu mesmo operei um paciente que já tinha passado por oito cirurgias por causa de cálculo. Fiz a nefrectomia nele (retirada do rim), que já não funcionava mais. Algumas condições pioram a drenagem da urina, como uma condição chamada "rim em ferradura", em que um rim está grudado no outro por baixo. Isso aumenta muito as chances de formar cálculos.

Mas nem todo cálculo precisa ser retirado. Às vezes a gente acha uns microcálculos nos rins, o que é bem comum. O negócio é ir acompanhando, para não deixar ele crescer (água, muita água, beba água, sempre ela). O cálculo é considerado um corpo estranho, então é um local em que as bactérias adoram morar, sendo uma das causas de infecção urinária de repetição.

Ah! "Cálculo" é o diminutivo de *calx*, que em latim quer dizer "pedra". Não serve pra nada essa informação. Pelo menos não quando você estiver urrando com uma no seu rim. Beba água, pelo amor de Deus!

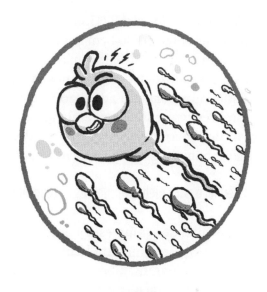

Capítulo 15

Fertilidade: quando ginecos e uros se juntam

A dificuldade de engravidar é um tema bem delicado, e o urologista fertileuta é o responsável pelo acompanhamento do fator masculino do casal. Mais uma subespecialidade pra conta da urologia. Acho essa área fascinante, mas nela tenho uma atuação bem limitada. Então, quando o paciente foge da minha *expertise*, faço questão de encaminhá-lo para urologistas que podem ajudar mais.

As clínicas de fertilidade têm ginecologistas e urologistas trabalhando em conjunto, e isso é bom porque insere o homem no processo. O fator feminino tende a ser mais complexo, porque, além das questões ovarianas, o aspecto anatômico é muito determinante para que a gravidez aconteça.

Geralmente, quando o paciente chega ao meu consultório, a esposa já fez de tudo. Hormônios estão avaliados, histeroscopia e preventivo anual em dia, tratamento de ovário policístico ou endometriose. E geralmente ele aparece ali sem nenhuma avaliação, sem consulta prévia nem exames.

Até a consulta quem marcou foi ela. Tudo bem, eu me reconheço na masculinidade displicente, então cuido bem desse perdido.

O grande exame para avaliar a infertilidade masculina é o espermograma. Ali você vai ver se os espermatozoides estão como deveriam estar, ou seja, numa boa quantidade, num formato adequado, se estão se mexendo, com movimentos progressivos e lineares (andando em linha reta rumo ao objetivo). A partir do espermograma a gente vai determinar se existe alguma falha e começar a investigar o que está acontecendo.

Como eu faço para melhorar meu espermograma?

A primeira coisa é entender como está a academia que forma esses nadadores campeões. Essa academia está bem-cuidada ou se a Anvisa bater lá sai todo mundo preso por insalubridade? Posso falar de hidratação de novo ou você já está com o saco cheio com meus pedidos pra beber água? Sedentarismo, cigarro, álcool, tudo isso prejudica a produção de espermatozoides. Mas o bonitão quer uma solução mágica. Já recebi uma mensagem no Instagram assim: "Fala, doutor! Receita aí umas vitaminas pra melhorar meu esperma". Grande dia para os vendedores de vitaminas.

A segunda coisa é entender se existe alguma condição patológica que está impedindo você de produzir os espermatozoides direito. A causa que mais se relaciona com uma alteração chamada oligoastenospermia (baixa quantidade e baixa motilidade dos espermatozoides) se chama varicocele. O interessante é que a varicocele é muito comum na população, atinge cerca de 15% dos homens, mas poucos são inférteis por isso. Varicocele nada mais é que varizes no saco, como cheguei a mencionar anteriormente. Sabe varizes nas pernas? No saco pode dar também. Isso não é bem uma doença, é uma condição anatômica que dificulta o escoamento do sangue, fazendo com que o sangue arterial, quentinho, se acumule no saco. O problema é que o saco é pendurado exatamente para manter a temperatura mais baixa que a do corpo em geral. Ou achou que o saco existe porque é bonito aquele troço pendurado? O saco normal tem em torno de 32 graus, enquanto o corpo tem em torno de 36 graus Celsius. Na varicocele, esse aumento de temperatura prejudica a produção de espermatozoides. Mas a notícia é boa: com a cirurgia, que é relativamente simples, é possível restaurar a fertilidade em 70% dos casos. Calma, não é porque você tem varicocele que será infértil. Existe uma frase que resume bem isso: a infertilidade está muito relacionada com a varicocele, mas a varicocele não está muito relacionada com a infertilidade. Ou seja, a varicocele só é motivo de atenção se houver infertilidade. Além disso, a varicocele pode causar a infertilidade ao longo do tempo. Muitas vezes o casal consegue engravidar do primeiro filho, mas tem problemas no segundo, porque a varicocele "evoluiu".

A varicocele merece uma menção honrosa porque é bem frequente. Mas existem várias condições que podem prejudicar a fertilidade, e aí a investigação começa a se aprofundar. Existe a infecção de vesícula seminal, que é uma infecção urinária metida a besta que mandou as bactérias para a vesícula seminal em vez de mandá-las para a bexiga, além das síndromes genéticas e das questões hormonais.

Uma síndrome genética relativamente frequente no consultório é a síndrome de Klinefelter, a anomalia de cromossomos (aquelas estruturas que contêm nosso material genético) mais comum que acomete 1 a cada 600 homens. O que acontece é que a diferença genética entre homens e mulheres é determinada por um cromossomo Y, nos homens, enquanto as mulheres têm apenas o X. Então um indivíduo homem é XY (recebeu o Y do pai e o X da mãe) e a mulher é XX (X do pai e X da mãe, porque o pai produz tanto o X quanto o Y). O Y é o responsável por orientar o desenvolvimento dos testículos na fase fetal. Essa síndrome deixa o indivíduo com um X a mais, ficando XXY (às vezes com até mais cromossomos X, podendo ter cinco X, e, quanto mais X, mais grave é a condição, com mais sintomas), o que impede o desenvolvimento normal dos testículos e a produção adequada de testosterona. Esse indivíduo geralmente apresenta testículos pequenos, desenvolvimento das mamas, poucos pelos faciais, alta estatura, pernas compridas e infertilidade. Mas às vezes ele produz espermatozoides, e aí pode-se tentar alguma técnica para fazer a fertilização *in vitro*.

Outra síndrome genética que tem uma particularidade interessante é a síndrome de Kallmann, que associa um eixo hormonal problemático com atraso na puberdade, infertilidade e anosmia, ou seja, incapacidade de sentir cheiros. Pois é, muito doido pensa que tem uma área no cérebro que seja comum a coisas que aparentemente são tão diferentes. Do ponto de vista embriológico, tanto os neurônios do bulbo olfatório quanto os neurônios secretores de GnRH (que é o hormônio que começa toda a cascata de estímulos até a produção de testosterona e espermatozoides) se originam no epitélio nasal.

Uma curiosidade: o geneticista alemão Franz Josef Kallmann (1897-1965), que dá nome à síndrome, defendia a esterilização dos esquizofrênicos como forma de melhorar a raça humana. Isso faz você se lembrar de algo? Pois é, os nazistas usaram essa teoria como embasamento para a perseguição e o extermínio de mais de 200 mil esquizofrênicos e pessoas com doenças mentais ou déficit cognitivo. Ironicamente, Kallmann era filho de judia e teve que fugir para os Estados Unidos para não acabar como as vítimas da sua própria teoria.

Vale um parágrafo aqui só para as questões hormonais, já que estão na moda. Naturalmente, existem condições patológicas que impedem a produção de espermatozoides. Mas o recurso a hormônios para melhorar performance e estética impactam diretamente essa produção. A testosterona que importa realmente para a fertilidade é a que é produzida pelos testículos – que geralmente está cerca de 200 vezes maior que aquela que circula no sangue –, e não a que você injeta na academia. Na verdade, essa testosterona injetada manda um sinal para o cérebro, indicando pra ele que não precisa estimular o testículo a produzir testosterona, porque já tem demais circulando por ali. Se o testículo para de ser estimulado pelos hormônios do sistema nervoso central, ele "fecha as portas", para de produzir testosterona e espermatozoides, e vai diminuindo, até ficar tão pequeno que, mesmo que você pare de usar a tal da testosterona, ele não é mais capaz de voltar ao que era antes. Mesmo que você faça a TPC (terapia pós-ciclo), nada é garantido.

A Sociedade Brasileira de Urologia indica o seguinte para quem está com dificuldades de engravidar, com base na idade da esposa: se ela tem até 30 anos, pode tentar por dois anos sem procurar ajuda, um ano se tem entre 30 e 35, e seis meses após os 35. A mulher tem uma reserva ovariana, ou seja, ela tem uma produção de óvulos limitada na vida, então, quanto mais avançada for a idade, menos tempo ela terá para engravidar.

Vasectomia

Este livro só existe por causa da vasectomia. Minha vida como comunicador começou quando iniciei um projeto que se chamava "vasectomia sem dor". A ideia era trazer um anestesista para o meu time, para fazer a vasectomia com o conforto da sedação anestésica (ou seja, com o paciente dormindo, em vez de fazer com anestesia local, acordado, como estava acostumado a fazer). Um chefe meu falava que "você é experiente quando faz 50 vezes a mesma cirurgia e muito experiente quando faz 250 vezes". Eu tinha feito cerca de 280 vasectomias na época, então pensei: vou abrir um Instagram, mas a vantagem vai ser trazer o conforto da sedação. Só que logo o assunto "vasectomia" se esgotou, inseri o conteúdo de urologia em geral e aqui estamos.

A vasectomia é a cirurgia de esterilização masculina. É um método anticoncepcional, ou seja, para evitar gravidez. Quem faz essa cirurgia é o urologista. O problema começa aí. Como é uma cirurgia tecnicamente fácil, tem muito aventureiro fazendo. E isso acarreta dois problemas: o primeiro é que, se não fizer com alguém com *expertise* no assunto, você vai sofrer. Meus pacientes sentem um leve desconforto até uns cinco dias depois, mas dificilmente sentem dor de fato. Pelos relatos dos seguidores, tem gente sofrendo durante semanas após a cirurgia. O segundo é o aumento da taxa de falha do procedimento. Claro, todo método tem uma taxa de falha. Da vasectomia é de 0,005%, ou seja, uma a cada 2 mil vasectomias. O espermatozoide é perseverante o suficiente para encontrar o caminho, mesmo com o caminho (ducto deferente) devidamente cortado e amarrado.

Vasectomia é isso, você interrompe o caminho do espermatozoide, com um corte (e ainda tira um pedacinho, pra aumentar a distância dos cotos) no ducto deferente, impedindo-o de cair no líquido espermático, que não é produzido nos testículos, mas sim nas vesículas seminais, bem mais lá em cima. É por isso que você continua ejaculando, mas sem espermatozoides, o que se chama azoospermia (tô técnico demais?).

Para os malandrinhos que querem fazer vasectomia pra fazer baixaria por aí sem correr risco de engravidar alguém, um aviso: NÃO EXISTE VASECTOMIA REVERSÍVEL! Ué, doutor, mas não existe a cirurgia de reversão de vasectomia? Existe, mas uma coisa é uma coisa e outra coisa é outra coisa. Não existe uma técnica de vasectomia em que você coloca um disjuntor ali de liga-desliga, fértil-infértil. A cirurgia de vasectomia é simples, dá para fazer no consultório, com anestesia local. A cirurgia de reversão de vasectomia tem que ser feita no hospital, com anestesista e dois cirurgiões, usando um microscópio para conseguir costurar direitinho um lado no outro. Um imenso aumento de dificuldade! Por isso que o custo de uma reversão de vasectomia é cerca de cinco a seis vezes o valor de uma vasectomia. Para piorar, quanto maior o tempo pós-vasectomia, menor a chance de a reversão dar certo. Então, essa ideia de fazer a vasectomia e depois reverter é péssima. No fim das contas, a mensagem é: considere a vasectomia um procedimento irreversível. Assim você consegue ponderar com a seriedade necessária a decisão de fazê-la ou não. Não à toa, o SUS indica palestras de compartilhamento familiar com psicólogo para essa tomada de decisão.

Vasectomia que deu errado

Imagine a situação: homem casado há vários anos, vasectomizado há três anos, e a esposa aparece grávida. O que você faria? Ligaria para o programa do Ratinho pedindo para fazer exame de DNA? Não, rapaz, calma!

Todo método anticoncepcional tem sua taxa de falha. A não ser que você considere o celibato ou a amputação de pênis, você está sujeito a falha. A falha acontece quando existe uma necrose no coto do ducto deferente, e o espermatozoide fica livre para procurar o caminho. E acha! Como eu disse, isso acontece em uma a cada 2 mil cirurgias (0,005%). Isso faz com que os outros espermatozoides o sigam, restabelecendo a fertilidade.

Alguns mais exaltados vão dizer: "Ah, mas se a chance de recanalizar é de 0,005%, a chance de ser corno é de 99,995%". Se você pensou isso, não conta pra ninguém, porque é um erro grosseiro de matemática (tá tudo bem se você não gostava de matemática no colégio).

A falha, sim, acontece. Eu, no momento em que estou escrevendo este livro, estou na minha 503ª vasectomia. É uma cirurgia extremamente comum, então a falha pode acontecer. Só que aí é que vem o pulo do gato: a vasectomia é uma cirurgia que a gente testa para ver se está tudo bem.

Você não consegue testar se a mulher tomou a pílula certinho, se a laqueadura está certa, se o dia em que ela não está ovulando realmente não está, se a camisinha estava íntegra... Mas consegue testar se a vasectomia está certa. Para isso fazemos o espermograma.

Espermograma é o exame que avalia o espermatozoide no líquido espermático, e, no caso da vasectomia, o resultado esperado é "ausência de espermatozoides no ejaculado" – ou "azoospermia". Isso garante que é impossível você ter filhos (a não ser que apareça outra estrela de Belém, mas faz mais de dois mil anos que não acontece isso).

Então, se você, caro vasectomizado, tiver esse susto da sua esposa aparecer grávida, antes de passar vergonha no programa do Ratinho, na frente de todo o Brasil, faça um espermograma, bem quietinho. Se tiver uns nadadores ali, pode assumir que o filho é seu. Se não, aí entra aquela história do caçador cuja espingarda não funcionou quando ele viu o urso. Se o urso morreu, a espingarda que funcionou foi a de outra pessoa. "Ai, doutor, mas a mulher não pode trair o marido?". Claro que pode, mas aqui estou falando de relações normais, casamentos bacanas, cujo interesse seja a sua manutenção. Para esses outros casamentos mais disfuncionais, melhor comprar um livro de psicologia. Ou de psiquiatria.

Me arrependi da vasectomia

Acontece. É raro, mas acontece. Às vezes o casal se olha e bate aquele arrependimento. Tudo bem, somos humanos. Outras vezes (mais frequentemente) o paciente se separa e conhece uma novinha que diz: "Queria muito ter um filho seu!". Como resistir ao canto da sereia, não é mesmo?

Vou deixar uma reflexão aqui, se for o seu caso. Hoje as técnicas de fertilização *in vitro* estão muito avançadas. Então, a grande pergunta é: você deseja ter mais filhos ou a ideia é ter apenas mais um, para satisfazer a vontade? Se a ideia é ter mais de um filho, a reversão é o caminho mais adequado. Tenta-se restabelecer a fertilidade, e aí você pode ter quantos filhos quiser. Mas se a ideia é ter apenas mais um, considere a fertilização *in vitro* (FIV), pois a vasectomia fica intacta. Se você faz a reversão e depois precisa refazer a vasectomia, então são dois trabalhos.

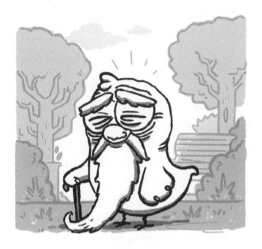

Capítulo 16

Andropausa: estão tentando enganar você

Andropausa não existe. Exatamente isso que você leu. Andropausa não existe. Esse termo é extremamente infeliz, não condiz com a realidade. Do mesmo jeito que ginecologistas e urologistas não são médicos da mesma área para sexos diferentes, andropausa e menopausa não são o mesmo termo para sexos opostos. O mecanismo é muito diferente.

A menopausa é um processo inevitável, fisiológico, esperado, que vai necessariamente acontecer em 100% das mulheres, com a queda dos hormônios estrogênio e progesterona. Aí as mulheres vão falar: "Ah, a gente sempre se ferra!". Tá, sim e não. Sabendo que isso vai necessariamente acontecer, você consegue se planejar com antecedência e inteligência.

Andropausa é um termo que não se usa mais. Bom, talvez ainda por algum *influencer*, mas não por alguém realmente sério. Quando os níveis hormonais de um homem caem, isso é considerado uma doença. Quer dizer que os testículos não produzem mais o que deveriam produzir, seja porque o testículo não funciona, seja porque a hipófise não está mandando o testículo trabalhar. Porque, na teoria, um homem é capaz de gerar testosterona e espermatozoide durante sua vida toda. Então tentaram outros termos, como doença androgênica do envelhecimento masculino (DAEM), mas o correto mesmo é "hipogonadismo".

O que sabemos hoje é que, com o avançar da idade, há um declínio nos níveis de testosterona, mas não sabemos exatamente qual é a melhor hora de fazer a reposição, quando isso se torna realmente necessário. Os consensos europeus e norte-americanos não têm o mesmo critério e não existe um consenso brasileiro. O que existe é uma tendência a entender cada paciente de forma individualizada, para observar se o declínio que aconteceu é algo pontual (o paciente estava doente, por exemplo) ou decorrente do hipogonadismo. Mas não há um protocolo para essa avaliação subclínica, isso está no campo das ideias para o futuro.

Da mesma forma que um nível hormonal muito alto está associado a questões cardiovasculares graves, um nível hormonal baixo também é muito prejudicial. Então a discussão é válida, e a luta toda deve ser no sentido de procurar uma forma de usar essa ferramenta tão valiosa da melhor maneira possível. Não, não é aplicando testosterona em todo o mundo que sente sono segunda-feira às seis da manhã no caminho para o trabalho. Quando a gente sente cansaço, na maioria das vezes é porque precisa apenas descansar, e não ficar injetando *chip* de beleza manipulado.

A dificuldade está exatamente em encontrar o equilíbrio entre não postergar o início do tratamento para quem precisa e não adiantar o tratamento para quem não precisa. Por isso que eu disse que a menopausa é "melhor": você inicia a reposição com critérios muito mais claros.

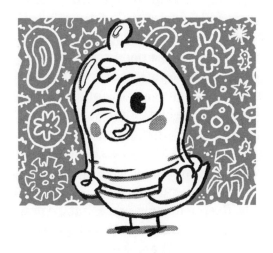

Capítulo 17

Quando o bicho pega: doenças sexualmente transmissíveis

O assunto agora é doença e sexo. Sim, há doenças que são transmitidas por meio das relações sexuais (pode parecer óbvio, mas tem gente que não sabe o que é óbvio). Algumas exclusivamente por meio delas, outras têm a via sexual como uma das formas de transmissão, como é o caso da gripe. Aqui vou tratar das mais frequentes.

Candidíase

Começo justamente por uma doença que não é sexualmente transmissível, mas que é muito chata: a candidíase. Ela atinge muitos homens, e atendo, em média, cinco pacientes por semana com esse diagnóstico.

A candidíase é o aumento exagerado, patológico mesmo, de um fungo – cientificamente chamado *Candida albicans* – que sempre "morou" em nosso corpo. Então não é uma doença que se pega ou se passa. Você a desenvolve sozinho. Fungos e bactérias estão disputando o mesmo alimento em nosso corpo: açúcar, tudo mediado pelo sistema imunológico. Se você tem alguma infecção, seu sistema imunológico fica prejudicado, aí você toma um antibiótico que faz diminuir a população de bactérias, portanto a de fungo aumenta. Diabéticos também sofrem, pois têm um excesso de açúcar que vai alimentar mais o fungo, e aí a quantidade deles explode. Então é tudo sobre equilíbrio da microbiota local.

A principal causa da candidíase, que faz o *Candida albicans* proliferar descontroladamente, é a umidade. Da mesma maneira que ela faz o mofo proliferar na parede, ou o cogumelo na floresta, a umidade provoca a reação inflamatória do pinto quando você o deixa úmido ou quando o lava exageradamente. Reação inflamatória é, como o nome diz, uma reação do corpo diante de algo que está fazendo mal pra gente. Como acontece quando ralamos o joelho ou quando uma espinha inflama. Aquilo se torna vermelho, quente, inchado e doloroso. Chamamos isso de "sinais flogísticos", que determinam que algo está inflamado.

Acabei criando um curso, "Domesticando a candidíase", em que ensino a conviver com esse fungo, que nunca sairá do nosso corpo – e com o qual ele convive muito bem, desde que esteja tudo equilibrado direitinho. Quando está desequilibrado, seu pinto fica vermelho, com rachaduras ou machucado depois do sexo. Então você tem que criar um ambiente que seja hostil ao fungo. E do que fungo gosta? De lugar quente e úmido. Bingo! A cabeça do seu pau é um verdadeiro *resort* de luxo para a *Candida albicans*. Para piorar a situação, assim que notamos que tem algo errado, a primeira ação é esfregar o pinto no banho pra ver se aquilo sai. Mas isso só piora a situação, já que, além da inflamação pelo fungo, você acaba adicionando uma segunda inflamação, que vem do trauma da esfregação.

Entre as mulheres, a coisa fica ainda mais problemática, porque a vagina é um órgão interno – ao contrário do pênis, que é externo. Então ela é quente e úmida por definição. A salvação da lavoura para as mulheres é o secador de cabelo. Quando a mulher começar a sentir aquela coceirinha na região vaginal, uma vermelhidão nela, aquele pequeno ferimento, o marido, namorado ou companheiro pode muito bem ajudar, enxugando a vagina com o secador de cabelo. Fica a dica. Algumas mulheres erram ao achar que o problema da vagina assada é culpa da falta de lubrificação. Claro que toda lubrificação é bem-vinda pra você ter uma relação sexual adequada e prazerosa. Mas geralmente havia uma inflamação prévia mal resolvida, e qualquer coisinha deixa a pele machucada. Faça o teste. Deixe-a bem sequinha quando estiver descansando pra depois poder usar à vontade.

Para os homens, basta o papel higiênico. Tem dois momentos em que você precisa secar bem a cabeça do seu pau: depois de tomar banho e depois de transar. São momentos cruciais. Se você vai dormir com o pinto todo melecado depois de transar, com certeza vai acordar pior no outro dia. E aí não vai conseguir fazer sexo com regularidade. Papel higiênico é o meu método particular, e me dou muito bem com ele. Mas você pode também usar o secador, ou colocar o pinto na frente do ventilador (só cuidado pra não esbarrar, hein!).

Ah, e atenção. Quando começar a descamar a pele, segure a emoção de tentar deixar o pinto lustroso no banho, porque isso só piora a situação. A descamação é sinal de que as coisas estão melhorando, então não atrapalhe. Só tire essa descamação com a pele 100%. Isso não é sujeira, é apenas pele em processo de melhora.

Herpes genital

O que tenho notado na minha conta no Instagram é que está todo o mundo em pânico, com um medo completamente irracional do herpes genital. A doença é causada por um vírus cientificamente chamado de *Herpes simplex,* e que provavelmente você pegou ainda na infância. Só que 80% dos casos se manifestam apenas na infância, pra nunca mais aparecer. E aí você tem um medo irreal de algo que já tem (e que nunca mais vai se manifestar). Além disso, 80% das pessoas com 30 anos ou mais têm esse vírus "morando" nelas. E, ao contrário do que a maioria pensa, o herpes genital e o herpes labial são os mesmos, porque tanto *Herpes simplex* de tipo 1 quanto o de tipo 2 podem estar na genitália ou nos lábios. Nos dois tipos, os sintomas e o tratamento são os mesmos. O herpes pode se manifestar também nas bochechas, no nariz e nos olhos, por causa do nervo em que o vírus mora, assim como nas nádegas ou no cóccix. Na verdade, o herpes pode aparecer em qualquer lugar, porque o vírus gosta de se instalar na parte sensitiva dos nossos nervos, por toda a pele.

Como eu disse, o primeiro contato com esse vírus é, em geral, na infância, por meio dos nossos pais, compartilhando fômites – isto é, talheres, copos, canudos – e até mesmo pelo contato das mãos. A maioria manifestará a doença ainda na infância e nunca mais terá outro episódio dela. Essa mesma maioria teve uma lesão de herpes quando criança – lesão que não foi grande e que se eliminou sozinha, porque o herpes é autolimitado, ou seja, ele vem, machuca e vai embora, como se nem tivesse vindo. Algumas pessoas podem ter outro episódio e outras terão herpes recorrente. Estas, sim, precisam do médico para traçar um plano de combate aos sintomas e às sequelas da doença, que podem ser bem incômodas, como ficar com aquele machucado feio (mas que vai embora sem deixar marcas. Isto é, se você segurar a sua onda e não estourar as bolhinhas, porque isso é que pode deixar cicatrizes).

Mas o herpes não pode deixar você maluco. Não se sinta a pior pessoa, a mais suja do mundo por causa do herpes. Eu mesmo tenho, no nariz. Preferiria ter herpes genital, se pudesse escolher, porque ele fica escondidinho. Não é pra ter medo. Se o doutor está falando que prefere herpes genital a labial, então é porque não é a pior coisa do mundo mesmo.

O tratamento é feito por meio de antivirais. Quem tem episódios frequentes sabe que, quando a área fica mais sensível, antes do surgimento das bolhinhas típicas do herpes, é hora de tomar o medicamento para evitar a progressão da doença e adiar a próxima crise. Isso é um "plano de guerra" que você traça com seu médico.

E deixo uma dica esperta aqui: notou a sensibilidade na pele mostrando que o herpes vai aparecer, já pega uma pedrinha de gelo e passa. Passa bastante. Se pegar na hora certa, é capaz da lesão nem aparecer. Essa dica vale ouro! Mas aqui tá de graça.

HPV

HPV é a sigla para papilomavírus humano, que para os homens é menos problemático. Menos problemático porque o desfecho é raramente ruim. Mas o HPV é um dos fatores de risco para o câncer de pênis. Deu pra meter medo? Beleza! Na real, o problema é que o homem pode ser o vetor, isto é, o transmissor desse vírus. Ao contrário do *Herpes simplex*, o HPV é muito perigoso. Ele habita preferencialmente a pele, formando verrugas. Toda verruga do corpo é causada pelo HPV, que multiplica a produção de células naquela área, entende? Quer dizer, a verruga amplia a superfície de contato da pele e pode passar o vírus da pessoa infectada para outra. O vírus tem um mecanismo digno dos livros de Aldous Huxley, autor do célebre *Admirável mundo novo*. Ele faz uma replicação celular acelerada da pele, criando a verruga. Ao encostar na pele de outra pessoa, um pedaço dessa verruga se destaca, causando a transmissão do vírus.

Um HPV preocupante é o anal. Em geral, o câncer anal resulta de uma lesão prévia de HPV. Daí a importância da camisinha também para quem faz sexo anal. No caso dos praticantes dessa modalidade, eles devem procurar o proctologista regularmente, tanto para fazer uma ectoscopia – que é uma avaliação visual – quanto para colher material e investigar a presença da gonorreia anal, que é quase assintomática. Olha aí a importância de dizer para o proctologista que você faz sexo anal!

Nas mulheres essa doença é mais grave, porque a verruga do HPV é a principal causa do câncer de colo de útero. Por isso as meninas, antes da idade fértil, devem tomar as vacinas contra o HPV. Existem variantes desse vírus, cada uma com sua própria característica, mas há as mais cancerígenas. Existem aquelas que formam aqueles "brócolis" enormes, aquelas verrugas que se espalham pelo púbis, umas mais avermelhadas ou mais escuras, mas as problemáticas mesmo são as variantes que causam câncer – e que estão cobertas pela vacina.

Para o adulto, a vacina não é muito indicada porque, se ele já teve contato com o vírus, ela não terá grande eficácia. A gente indica vacina para quem tem muita lesão de verruga, na tentativa de diminuir as crises – mas é um recurso *off-label*, ou seja, não tem comprovação científica robusta.

Vamos à vida prática. Para os homens, é tirar a verruga. Se você não tem nenhuma, não se preocupe com o HPV. Antigamente havia um método para identificar, com um ácido, possíveis verrugas que nasceriam na pele. Esse método chamava-se "peniscopia". Hoje ele caiu em desuso e só serve para a urologia ganhar dinheiro em cima da desinformação do paciente.

Gonorreia

A gonorreia é uma doença fácil de pegar, mas também é fácil de diagnosticar. No caso da gonorreia, sai uma secreção purulenta do pinto, especialmente de manhã. Popularmente, isso é chamado de "gota" ou "estrela da manhã" – o que me parece poético demais para algo tão nojento. Além disso, é bastante incômodo. A sensação é a de que você está mijando canivete. Esse sintoma se chama "uretrite" e pode ser causado tanto pela infecção urinária quanto pela gonorreia.

As bactérias gonorreicas são a *Neisseria gonorrhoeae*, também chamada de gonococo e que dá nome à doença, e a *Chlamydia trachomatis*. O tratamento é feito com dois antibióticos, e a gente trata direto, sem pedir exame, porque os sintomas são muito claros para qualquer urologista. Agora, se não se tratar, você pode ter estenose de uretra, muito comum nos tempos em que não existia antibiótico. E o que é isso? É um fechamento da uretra, dificultando a micção. Ou seja, você terá dificuldade de urinar, o que exigirá uma cirurgia chamada "uretrotomia interna", em que se introduz uma câmera pelo orifício do pinto, junto com uma faquinha, e se desobstrui aquela passagem. Só que ela volta a fechar. Então, periodicamente, pelo resto da vida, você terá que fazer essa cirurgia, ou ficar dilatando com sondas progressivamente maiores. Tá assustado? Então, ao menor sinal de secreção purulenta no seu pau, procure ajuda logo. Bom, como regra geral, tudo que tiver pus precisa de ajuda.

Hoje se usa um tratamento pós-exposição para quem faz sexo sem proteção, sem camisinha, sem preservativo – pra não deixar dúvida quanto ao que estou falando. Trata-se da DoxiPEP ou "pílula do dia seguinte", que nada mais é que um antibiótico chamado doxiciclina, recomendável para quem teve relação sexual desprotegida. Porém, ele não é tão eficaz quanto a PrEP HIV, da qual vou falar daqui a pouco. O melhor mesmo é você procurar um médico depois de uma transa insegura. Tomar antibiótico indiscriminadamente, sem orientação, pode ser bastante nocivo à saúde. Agora, cara, trate de usar camisinha! É muito melhor se proteger – e proteger sua parceria – que sair correndo atrás do prejuízo depois, quando então poderá ser tarde demais.

Sífilis

A sífilis é outra infecção causada por bactéria, chamada *Treponema pallidum*, transmitida pelo contato sexual. A doença tem três fases. A fase primária é a que mais aparece no meu consultório, porque geralmente é uma lesão genital. É uma lesão feia, ulcerada, com as bordas altas, mas sem dor. Então, se você demora para procurar ajuda médica depois que esses sintomas aparecem, essas lesões desaparecem entre duas e três semanas, e a doença evolui para a fase secundária, quando os sintomas não ficam muito claros. E aí o diagnóstico fica bem mais difícil. Podem aparecer umas manchas na planta do pé ou na palma da mão, mas aí é o dermatologista que pode diagnosticar, constatando se é mesmo sífilis ou outra doença.

Se você deixa passar essa fase, então vamos para a terceira, que é onde o problema mora, porque aí essa bactéria vai atacar órgãos nobres: coração, articulações e cérebro – quando então chegamos à neurossífilis. Aí, meu amigo, o bicho pega pra valer, porque o *Treponema pallidum* invade o sistema nervoso central, atingindo as meninges e a medula espinhal, causando sintomas como fortes dores de cabeça, fraqueza muscular, paralisia, dificuldade de concentração ou demência. Sim, sífilis não tratada – ou tratada tardiamente – pode enlouquecer. Durante muito tempo suspeitou-se que Nietzsche, o filósofo, enlouqueceu por causa de uma neurossífilis. Mas não se sabe ao certo se foi isso mesmo.

O diagnóstico é fácil e muito acessível, e em qualquer posto de saúde você consegue fazer o teste. Nisso o SUS é ótimo. Existem dois exames, um deles é o FTA-ABS, que é o IgM e o IgG, um teste dito "treponêmico", ou seja, positivo caso você tenha tido contato com o treponema. E aí você complementa com o VDRL, que mostra "atividade da doença". Quem tem sífilis normalmente dá positivo no IgM do FTA-ABS, junto com algum número progressivo do VDRL. Começa com 1/2 e sobe:1/4, 1/8, 1/16, 1/32, 1/64, 1/132, 1/256...

O tratamento é feito à base de Benzetacil, nome comercial brasileiro do mais antigo antibiótico da história, surgido em 1928 graças às descobertas do britânico Alexander Fleming (1881-1955), a penicilina benzatina. Aliás, quem serviu no Exército conhece esse medicamento, amplamente receitado nos quartéis ao menor espirro estranho. Mas esse medicamento é, hoje, indicado basicamente em dois casos: febre reumática e sífilis.

O tratamento visa a redução do VDRL, digamos, duas casinhas pro lado, três meses. Ou seja, se você tem um VDRL de 1/64, está curado se o resultado do exame foi pra 1/16. O IgG do FTA-ABS vai se manter positivo, talvez pra sempre. A gente chama isso de "cicatriz sorológica", mas não é um problema.

HIV

HIV é a sigla em inglês do vírus da imunodeficiência humana, causador da síndrome da imunodeficiência humana (AIDS, na sigla também em inglês, que é a que se popularizou no Brasil) e contraído por meio de relações sexuais homo ou heterossexuais, seja por via genital, anal ou oral, mas a transmissão pode se dar também por meio de sangue contaminado (em transfusões, por exemplo). Ele destrói as defesas do corpo, expondo a pessoa a qualquer infecção oportunista, isto é, que se "aproveita" da debilidade imunológica daquele indivíduo. Aliás, existe a candidíase de orofaringe (surge na língua e/ou na faringe) que é típica de portadores de HIV.

Hoje existem várias armas para combater o HIV – e o Brasil é um dos países mais avançados nessa frente, por meio do SUS. O famoso coquetel de medicamentos está zerando a carga viral dos soropositivos, e já faz algum tempo que está disponível a PrEP (profilaxia de pré-exposição), que é um método de prevenção da infecção pelo vírus, indicado para quem corre o risco de se expor a ele. Trata-se do uso de antirretrovirais, como tenofovir mais entricitabina, ou da injeção de cabotegravir, que impedem a multiplicação do vírus dentro do organismo. Mas a PrEP – que é receitada pelo infectologista, não pelo urologista – é para prevenir o HIV. Ela não funciona para outras doenças sexualmente transmissíveis.

Outras doenças

Se você acha que a gente já cercou tudo que existe em termos de doenças sexualmente transmissíveis, está muito enganado. Há outras infecções que podem atingir seu órgão tão nobre. O cardápio é extenso. Temos, por exemplo, o linfogranuloma venéreo. Ou a donovanose. Ou, então, a ação de bactérias que causam sintomas parecidos com os da gonorreia, como a *Ureaplasma urealyticum* e a *Mycoplasma genitalium*. Enfim, tá na suspeita, tá sentindo algo estranho com seu pinto, tem umas coisas estranhas acontecendo nele ou com ele? Procure o médico logo! Hoje existe solução pra tudo – ou pra quase tudo – quando o assunto é o seu pênis.

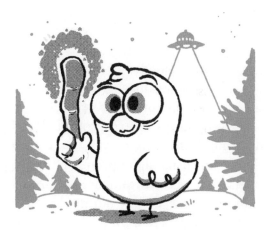

Capítulo 18

Tocando naquele assunto: vergonha de ir ao urologista

Normal. É normal ficar envergonhado. Tem gente que fica, tem gente que não está nem aí. E isso dificilmente tem a ver com o tamanho do pinto ou qualquer fator anatômico. Isso é nosso, e tá tudo bem. Desde que não impeça você de procurar ajuda quando precisar. Sim, precisamos falar disso.

Uma vez atendi um paciente que estava com um machucado na glande, ardendo, o xixi estava um pouco ardido também. Falei: "Beleza, já tenho uma hipótese diagnóstica na cabeça. Deixa eu te examinar". E o paciente não deixou. Não teve santo que me ajudasse a examinar esse paciente. Ele perguntou se só com o relato dele eu não poderia fazer um diagnóstico. Posso, mas a gente perde uma informação fundamental, que é o exame físico. Existe uma frase na medicina que é: "O exame físico é soberano". Como o juiz de uma partida de futebol. Você pode até usar o VAR (ou seja, os exames de imagem, laboratoriais), mas o juiz de campo é o soberano.

A vergonha é um sentimento estranho, porque, se você for parar para analisar direito, racionalmente, ela não faz o menor sentido. Essa vergonha é do que, exatamente? Contar pro seu amigo que você tem pau pequeno? Eu mal conheço você, imagine seus amigos. E a grande questão, e isso é interessantíssimo, é que ele é maior do que você imagina. Sempre falo para os meus pacientes mais incomodados: "Vocês deviam ficar uma semana comigo aqui. Essa neurose ia embora rapidinho".

Uma vez fiz um preenchimento peniano em um paciente. É de praxe eu pedir as fotos do resultado sete dias depois. Isso serve pra gente analisar o resultado e aí pensar em ajustar alguma irregularidade, colocar mais ou tirar (tem uma enzima chamada hialuronidase que tira o ácido hialurônico na hora. É bem impressionante, e serve tanto para dar uma acertada em alguma irregularidade, como para tirar tudo, como aconteceu em um caso), mas serve também para uma questão de expectativa. O paciente sempre me diz: "Gostei, doc, mas acho que dava pra colocar mais". Quando ele me manda a foto do "depois" e eu mando a foto do "antes", ele mal se reconhece. A gente se acostuma muito rápido com coisa boa... Mas você acredita que esse paciente estava com vergonha de mandar a foto? Uma semana antes eu fiz o procedimento, manipulei ali de tudo quanto foi jeito, e uma semana depois ele me diz: "Não consigo".

Ninguém é maluco de achar que todo mundo tem o mesmo sentimento com relação ao próprio corpo. Alguns ficam mais confortáveis, outros menos. E tá tudo bem. Isso independe de uma questão anatômica. Já vi pacientes obesos com pinto pequeno que não estão nem aí pra nada e pacientes com o corpo trabalhado, pinto grande e totalmente desconfortáveis consigo mesmos. Vergonha é um negócio estranho.

Há quem diga que vergonha tem um pouco a ver com vaidade. E talvez o primeiro passo pra você ficar livre desse sentimento seja entender isso. Nós temos vergonha porque achamos que estão prestando muita atenção em nós. Na academia de musculação acontece muito isso. A pessoa não malha porque tem medo de ser julgada por pegar pouco peso, ou de não fazer direito, ou sei lá do quê. Tá, mas quem são esses juízes? Um cara mais forte, que você nem conhece? Ou isso é a vaidade falando mais alto? Quer saber a real? Ninguém nem percebeu você ali. Isso parece ruim, mas é maravilhoso. E libertador. Quando você percebe que as pessoas estão vivendo a vida delas, com os problemas que cada uma delas tem, você para de elucubrar o que os outros estão pensando de você. Azar. E aí você pode dar seu vexame à vontade. Digo isso porque criei um movimento nas redes sociais. Sempre que posto que estou malhando, coloco: "Já deu seu vexame hoje?". Olha, nada mais libertador do que dar seu vexame diário.

Você pode ter vergonha, não tem problema. Somos humanos, com nossos receios, nossas neuroses e medos. Tá tudo bem. O negócio fica estranho quando isso paralisa você. É isso que não pode acontecer. Esse foi o papo que tive com o paciente que não queria me mandar as fotos. Falei pra ele que seria do jeito que ele quisesse. Mas isso precisa ser repensado, porque se um dia ele precisar de alguma ajuda e ficar paralisado pela vergonha, o único prejudicado é ele.

Coragem não é algo intrínseco a uma pessoa. Não existe você ser ou não ser corajoso. A coragem depende de atos corajosos em determinadas situações. Ninguém é corajoso porque assiste à "semana do tubarão" no Discovery Channel e diz "Ah, eu entraria nessa gaiola com esses tubarões--brancos". Então você pode fazer algo com medo, com receio, com vergonha. Mas, se fizer, então pronto. Isso torna você corajoso.

Aí vai uma dica simples, mas é bem eficiente se você parar para pensar no que vem junto com ela. Pega essa, gruda na geladeira, no espelho do banheiro, mas, principalmente, coloca dentro do coração: tá com vergonha? Vai com vergonha mesmo!

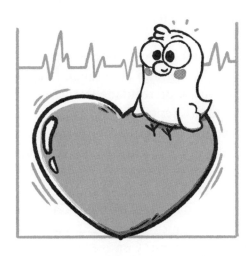

Capítulo 19

Todas as cabeças pensam: urologia e filosofia

A urologia nos permite adentrar as fraquezas mais profundas do ser humano, especialmente dos homens. Mas, depois de tantas histórias, de tantas particularidades de cada casal, de cada humano, é natural que o urologista comece a tentar entender o mundo, as motivações, o que leva cada um a fazer o que faz. Tanto no intuito de ajudar pessoas a terem melhor qualidade de vida, que passa na maiorias das vezes por uma vida sexual plena, quanto para ajudar a si mesmo. O mistério é comum a todos, mas os urologistas aprofundam-se nos mistérios individuais dos pacientes a partir de um ponto culturalmente muito sensível e íntimo para qualquer ser humano: sua genitália.

Desde que o mundo é mundo, o pinto é um símbolo de fertilidade, virilidade, saúde, doença, masculinidade e força. A primeira escultura figurativa humana da história é de uma mulher, de cerca de 35 mil anos, que mostra proporções exageradas dos seios e da bunda, ícone utilizado em cultos de fertilidade (essa estatueta foi depois chamada de *Venus de Willendorf*). Estátuas de pinto eram o que não faltava na Pré-História. Então não é que o falocentrismo seja algo novo; é algo intrínseco, natural, e negar isso é que não é natural. Nós fomos desenhados inicialmente para gerar descendentes, e isso é muito claro quando opero uma reversão de vasectomia. O corpo busca a fertilidade. Na vasectomia, por maior que seja o pedaço de ducto deferente que eu tire, por mais que eu faça uma manobra que dobra aquele coto, um pra cada lado, para afastar ainda mais uma ponta da outra, durante a reversão é possível notar como um lado está perto do outro, como um lado procura o outro lado. É incrível. É admirável.

E o que é ser humano? Além do papel biológico de gerar descendentes e perpetuar a espécie, qual é o nosso papel aqui? Ganhar dinheiro? Trabalhar com o que gosta ("Então nunca trabalhar" – baita conversa fiada)? Qual é a causa do sofrimento humano? Como a gente busca a felicidade, sendo que a gente nem sabe direito o que ela é?

O que é felicidade? Se não me perguntarem, eu sei, mas se me perguntarem, eu não sei, já diria Santo Agostinho. Então, se eu nem sei o que é felicidade, como buscá-la? Como entender felicidade nesta época de tantos estímulos, com o hedonismo levado às últimas consequências, em que tudo pode e nada é devido?

A felicidade se relaciona com vocação. E não tô falando da vocação do arquiteto que faz arquitetura ou do médico que medica. A vocação aqui é no sentido de reconhecer a sua missão, quem você é e o que esperar de si mesmo, com cada habilidade do querer, do almejar segundo suas leis individuais. A vocação se relaciona muito mais a ser capaz de suportar, sua vocação é a de conseguir não encher o saco em determinada situação. Não se basear em uma vocação dada, externa, mas se reconhecer e se posicionar exatamente onde você deveria estar, por inteiro, integralmente, com amor, não o substantivo, mas o verbo, o de amar, de procurar, de compartilhar e, principalmente, de se esforçar.

Se esforçar, porque taí um negócio complicado. Somos vários e um ao mesmo tempo. Num mesmo dia saímos de um otimismo cômico para um pessimismo trágico. E cada vez, num estado de espírito diferente, temos que desempenhar nossas funções como maridos, pais, profissionais, vizinhos, motoristas, clientes. A vocação mora em se reconhecer em cada um desses papéis e aceitá-los nas circunstâncias que aparecem. Circunstâncias.

Ortega y Gasset (1883-1955), filósofo espanhol, diz que nós somos nós e nossas circunstâncias. O que nos cerca tem tanta influência quanto o que nos preenche. As circunstâncias são elementos essenciais na nossa troca com o mundo. E são os elementos que fazem com que a nossa humanidade se exponha totalmente. Diante da circunstância, o rei fica nu.

E aí, como lidar? Como lidar com as obrigações do dia a dia e mesmo assim manter um casamento feliz, um relacionamento saudável?

O amor funciona como a coragem. Coragem é um ato. Uma pessoa covarde não tem atos corajosos. Do mesmo jeito que uma pessoa corajosa não é capaz de atos covardes. Se você faz algo apesar do medo, isso é coragem.

A pessoa amorosa é a pessoa que tem atos amorosos. Aceitar sua vocação para encarar as situações chatas (que são as corriqueiras) é ato de amor. Uma pessoa que ama é uma pessoa confiável, amável e desejável. Ser útil é humanidade, é o ser humano.

E essas situações chatas, corriqueiras ou de desafios, pequenos ou grandes, pontuais ou diários, são a nossa essência. Nós procuramos o desafiador, o impossível, do mesmo jeito que queremos histórias e filmes sobre o desbravamento, batalhas sangrentas e histórias que nos viram de cabeça pra baixo. De *Vinte mil léguas submarinas* a *Apocalypse Now*.

As circunstâncias são imutáveis, e o amor é só fazer.

E enquanto uma chora, outra ri; é a lei do mundo, meu rico senhor; é a perfeição universal.
Tudo chorando seria monótono, tudo rindo cansativo; mas uma boa distribuição de lágrimas
e polcas, soluços e sarabandas, acaba por trazer à alma do mundo a variedade necessária,
e faz-se o equilíbrio da vida.

Machado de Assis, *Quincas Borba*

Referências bibliográficas

GUYTON, Arthur C.; HALL, John E. *Tratado de fisiologia médica*. 14. ed. Rio de Janeiro: Elsevier, 2021.

INTERNATIONAL SOCIETY FOR SEXUAL MEDICINE. *Homepage*. Disponível em: https://www.issm.info/. Acesso em: 21 mar. 2025.

LOPES, Leonardo Seligra; PAUL, Gustavo Marquesine; HOHL, Alexandre; BRAGA, Catarina de Moraes; FAKHOURI, Felipe; LUCENA, Bárbara B. de. *Tratado de medicina sexual*. 1. ed. São Paulo: DiLivros, 2024.

MINISTÉRIO DA SAÚDE (Brasil). *Saúde do homem*. Disponível em: https://www.gov.br/saude/pt-br/assuntos/saude-do-homem. Acesso em: 21 mar. 2025.

SOCIEDADE BRASILEIRA DE UROLOGIA. *Homepage*. Disponível em: https://portaldaurologia.org.br/. Acesso em: 21 mar. 2025.

VARONESI, Carlos. *Tratado de infectologia*. 3. ed. São Paulo: Atheneu, 2020.

WEIN, Alan J.; KAVUS, Mustafa; PARTIN, Alan W. *Campbell-Walsh: urologia*. 11. ed. São Paulo: Elsevier, 2020.